Alle Hilfen bei Krampfadern

Was tun bei Hallux, Hühneraugen und Co?

Venenerkrankungen: neue Therapien

Gesunde Beine & Füße

Verein für Konsumenteninformation

Doris Simhofer

Impressum

Herausgeber
Verein für Konsumenteninformation (VKI)
Mariahilfer Straße 81
A-1060 Wien
Telefon: (01) 588 770
Fax: (01) 588 77 73
E-Mail: konsument@vki.or.at
Internet: www.konsument.at

Geschäftsführung
Dr. Martin Prohaska

Autor
Doris Simhofer

Lektorat
Dr. Irene Kunze

Fachliche Beratung
Dr. Bernhard Partsch
Facharzt für Angiologie

Produktion
Josef Wolf
Kurt Paulitsch (DTP)

Grafische Gestaltung und Umschlag
Erwin Haberl

Druck
Typo Druck Sares GmbH
1190 Wien

Einzelbestellung VKI
Konsument
Kundenservice
Mariahilfer Straße 81
A-1060 Wien
Telefon: (01) 588 774
Telefax: (01) 588 77 72
E-Mail: kundenservice@konsument.at

Stand
30. April 2005

ISBN 3-902273-33-x
€ 19,60

LIEBE LESERIN, LIEBER LESER!

Sie tragen uns durchs ganze Leben, und wir können uns immer auf sie verlassen: Bis zu 160.000 Kilometer legen die Beine im Laufe eines Lebens zurück. Grund genug, um ihnen entsprechende Aufmerksamkeit zu schenken und sie vor Krankheiten zu bewahren. Denn sind die Beine erst mal ständig müde und fühlen sich wie Blei an, ist das bereits ein erstes Alarmzeichen, hinter dem sich eine ganze Reihe von Erkrankungen verbergen kann. Venenleiden zählen in der industrialisierten Welt zu den am weitesten verbreiteten Erkrankungen. Jeder Zweite leidet unter verschiedensten Ausprägungen, der Bogen spannt sich von eher harmlosen Besenreisern über Krampfadern bis zu Thrombosen. Venenleiden sind jedoch nicht nur ein kosmetisches Problem. Bleiben sie unbehandelt, können sie schwere gesundheitliche Probleme hervorrufen. Wie Sie diese Leiden rechtzeitig erkennen oder überhaupt verhindern und welche Behandlungs- und Diagnosemethoden derzeit die effektivsten und modernsten sind, erfahren Sie im ersten Teil des Buches.

Unsere Füße stehen im zweiten Teil dieses Ratgebers im Mittelpunkt. Sie sind für unser allgemeines Wohlbefinden eine der wichtigsten Grundlagen – und das im wahrsten Wortsinn. Denn spätestens wenn „der Schuh drückt" wissen wir, dass unsere Füße – die am weitesten von unserem Gesicht entfernten Organe – leiden; an Druckstellen, Hühneraugen, Fehlstellungen oder Pilzerkrankungen. Worauf Sie beim Schuhkauf achten sollten, wie Sie Fehlstellungen vermeiden und wie Sie Ihre Beine gesund und fit halten können, ist Schwerpunkt des zweiten Teils unseres Ratgebers.

Um Ihnen Entscheidungshilfen und Service zu bieten, finden Sie im Anhang wichtige Adressen für Ihre Fußgesundheit. Die entsprechenden Fachleute und Institutionen können Ihnen helfen, wieder leichtfüßig durchs Leben zu schreiten.

Gesunde Beine

Bewährte Therapien und neue Behandlungsmöglichkeiten
bei Krampfadern und Venenerkrankungen.

Wenn die Beine anschwellen

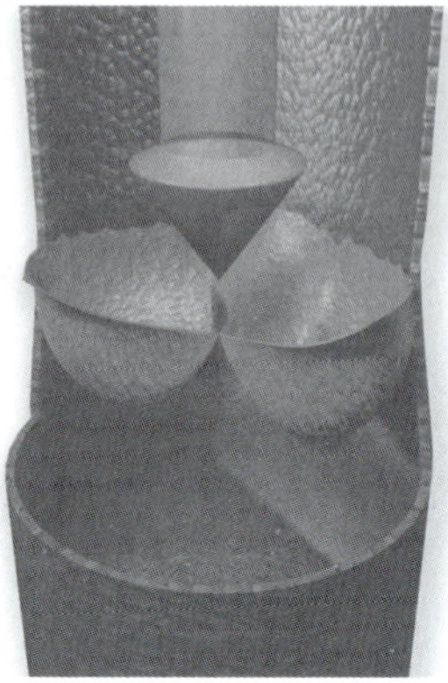

Venenklappen geschlossen

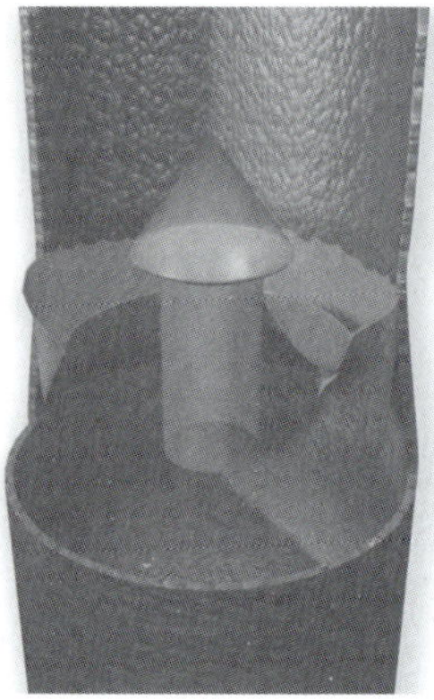

Venenklappen offen

Illustrationen: medi Bayreuth

Müde, schwere Beine oder geschwollene Knöchel sind die ersten Anzeichen schwacher Venen. Grund für derartige Schwellungen ist meist Wasser, das sich im Gewebe einlagert. Das ist dann möglich, wenn Venen bereits geschädigt sind und dadurch das Blut nicht mehr zügig zum Herzen zurückfließen kann. Durch langes Stehen oder Sitzen werden diese Schwellungen noch begünstigt. Aber nicht nur schwache Venen, sondern auch Herzschwäche oder andere Krankheiten können zu einer Wasseransammlung im Gewebe und somit zu Schwellungen führen. Schlägt das Herz nicht kräftig genug, kann das Blut nicht durch die Venen zum Herzen zurückfließen, es sackt in die Beine. Aber nicht nur ein schwaches Herz, auch Schädigungen der Gefäßklappen oder Erweiterungen der Venen führen zu einem Rückstau des Blutes. Durch diesen Rückstau entsteht Druck in den Blutgefäßen, sodass noch funktionierende Venen mitunter gefährlich überlastet werden. Durch diese Überlastung werden Bindegewebe und Venenklappen geschwächt. Die Venenklappen, die eigentlich wie „Ventile" arbeiten, um zu verhindern, dass das Blut zurückfließt,

Durch Blutrückstau entsteht Druck in den Blutgefäßen.

verlieren ihre Verschlussfähigkeit. Das Blut, das nach oben befördert werden sollte, fließt in defekten Venen wieder nach unten – es kommt zu Krampfadern, also zu Venen, die ihre Funktion nicht erfüllen können, nämlich das Blut in Richtung Herz zu transportieren.

Harmloser, und auch eher ein kosmetisches Problem, sind Besenreiser, an denen etwa 60 bis 80 Prozent der mitteleuropäischen Bevölkerung leiden. „Mikrovarizen“, wie sie medizinisch bezeichnet werden, sind feine bläulich-rote Äderchen, die, wenn sie unter der obersten Hautschicht liegen, sichtbar sind und wie feine Reisig-Ästchen aussehen. Der größte Teil der Besenreiser bleibt jedoch in tieferen Hautschichten verborgen. Wichtig ist es daher, schon bei ersten Anzeichen einer Venenschwäche, also bei müden oder geschwollenen Beinen, zum Arzt zu gehen und eine genaue Diagnose erstellen zu lassen. Selbstmedikation und die Anwendung von Hausmittelchen mögen zwar einfacher sein, können die Krankheit jedoch noch verschlimmern. Wie bei vielen Krankheiten gilt auch bei Venenleiden: Je früher eine gezielte Therapie beginnt, desto größer sind die Chancen auf Besserung oder Heilung.

Bei müden und geschwollenen Beinen sollten Sie zum Arzt gehen.

Anatomie

Würde man das menschliche Gefäßsystem „ausbreiten“, hätte man ein etwa 100.000 Kilometer langes und im ganzen Körper verzweigtes Adernsystem vor sich. Dieses System besteht aus großen und kleinen verzweigten Adern, in denen Blut fließt. Diese Blutgefäße haben eine lebenswichtige Aufgabe: Sie führen unserem Körper wichtige Nährstoffe zu und transportieren Stoffwechselprodukte, die der Körper nicht mehr benötigt, ab.

Unser Blut hat also vielfache Funktionen: Es ist das große Transportmedium im Körper, das Sauerstoff aus der Lunge und Nährstoffe aus Magen und Darm zu anderen Organen und Geweben befördert. Weiters bringt es Hormone, Salze, Wasser und Eiweißstoffe in unseren Organismus. Darüber hinaus fungiert es als eine

Art Klimaanlage und reguliert unseren Wärmehaushalt. Innerhalb eines Tages zirkuliert das Blut ungefähr 1440 Mal durch den Organismus, bei Belastung sogar zwei- bis dreimal so oft.

Der Austausch von Gasen, Nähr- und Abfallstoffen findet in den feinsten Blutgefäßen, den Kapillaren oder Haargefäßen, statt. Sie stellen die Verbindungen zwischen Venen und Arterien dar. Arterien sind die Blutgefäße, die vom Herz in den Körper führen. Venen bringen das Blut aus dem Körper zum Herz zurück.

Kreislauf

Der Blutkreislauf erfüllt in unserem Körper wichtige Aufgaben.

Um dieses ausgeklügelte System aufrechtzuerhalten, übernimmt der Blutkreislauf in unserem Körper wichtige Aufgaben. Er besteht aus drei Abschnitten: dem Herz, den Arterien und den Venen. Das Herz liegt im Zentrum zweier Kreislaufsysteme und hat die Funktion einer Druck-Sog-Pumpe. Von der linken Herzkammer wird sauerstoff- und nährstoffreiches Blut im großen Kreislauf über die Körperschlagader, die Aorta, in den Arterien zu Körperzellen gepumpt.

Über die Kapillaren erfolgt der Austausch von Sauerstoff und Nährstoffen in den Zellen. Abfallprodukte werden aufgenommen und gemeinsam mit sauerstoffarmem Blut über die Venen in die große Hohlvene (Vena cava) und wieder zurück zum Herz transportiert.

Von der rechten Herzkammer wird das sauerstoffarme Blut im kleinen Kreislauf zur Lunge gepumpt, dort mit Sauerstoff angereichert und zur linken Herzseite zurücktransportiert. Die Venen leisten dabei Schwerstarbeit.

Während das Blut durch den Druck des Herzens über Arterien in den Körper gepumpt wird, müssen die Venen das Blut entgegen der Schwerkraft zurück zum Herz transportieren. Der so genannten Muskelpumpe in den Beinen kommt hier eine besondere Bedeutung zu.

Arterien

Arterien pumpen das nährstoffreiche Blut in den Körper. Ihre Wand ist in drei Schichten aufgebaut: Die innerste Schicht (Intima) besteht aus einem glatten, dünnen Häutchen (Endothel). Die mittlere Schicht (Media) besteht aus glatten Muskelzellen und einem Netz elastischer Fasern. Die Arterienaußenwand (Adventitia) umgibt das Gefäß und ist mit Nerven durchzogen. Diese Gefäßwand verengt sich bei Kälte und erweitert sich bei Wärme.

Venen

In den Venen wird das sauerstoffarme Blut zum Herzen gepumpt. Die Wand einer Vene ist ebenfalls in drei Schichten aufgebaut. Die äußerste Schicht der Venenwand (Adventitia) besteht aus Bindegewebe. Die Muskelschicht der Venenwand ist jedoch deutlich dünner als die der Arterienwand, da Venen weniger Druck ausgesetzt sind als Arterien. Die innerste Schicht der Venen besteht ebenfalls aus einem dünnen Häutchen, dem Endothel. Die Venen sind mit Taschenklappen, die aus der Veneninnenhaut bestehen, besetzt. Diese sind wichtig für den Rücktransport des Blutes zum Herz. Sie können sich nur herzwärts öffnen, sodass das Blut nur in diese Richtung fließen kann. In den Sog- und Druckpausen schließen sich die Venenklappen. So kann das in den Venen stehende Blut nicht zurück in die Beine fließen. Die Anzahl der Venenklappen ist unterschiedlich und nimmt von der Peripherie zum Zentrum hin ab. Die tiefen Venen liegen in enger Nachbarschaft zu den Arterien. Zusätzlich zur Sogwirkung des Herzens und der Atmung sowie zur Muskelpumpe in den Beinen trägt das arterielle Pulsieren dazu bei, dass das Blut in den Venen fließen kann. Bei Betätigung der Beinmuskulatur öffnen sich die Venenklappen, und das Venenblut kann zum Herz transportiert werden. Bei Erschlaffen der Muskulatur schließen die Klappen und verhindern ein Zurückfließen des Blutes ins Bein. Sind die Venen erweitert, können sich die Venenklappen nicht mehr richtig

Die Venenwand ist in drei Schichten aufgebaut.

schließen, und es kommt zu einem Rückfluss und Stau des Blutes in den Beinen.

Bluttemperatur

Unser Gefäßsystem wirkt wie eine Klimaanlage. Bei steigender Umgebungstemperatur erweitern sich die Venen, führen eine große Menge Blut, dessen Wärme nach außen abgegeben wird. Bei Kälte ziehen sie sich zusammen, und das Blut wird zur Körpermitte verlagert. So bleibt die Bluttemperatur nahezu konstant.

So funktioniert die Muskelpumpe: In Ruhestellung fließt das Blut durch die offenen Venenklappen. Ziehen sich die Muskeln in der Umgebung der Vene zusammen, verengen sich die Venen durch diesen Muskeldruck stellenweise. Der Druck auf das Blut in den Venen steigt und führt dazu, dass sich die Klappe oberhalb der Verengung öffnet. Die Klappe unterhalb der Verengung wird indessen zugedrückt. Nach anschließender Entspannung erfolgt der Vorgang umgekehrt. Durch die Muskelpumpe gesunder Beine wird das Blut etagenweise und entgegen der Schwerkraft herzwärts gepumpt.

Wichtige oberflächliche Venen sind die kleine und die große Rosenvene.

Die wichtigsten oberflächlichen Venen sind die große Rosenvene (Vena saphena magna) und die kleine Rosenvene (Vena saphena parva). Die große Rosenvene sammelt das Blut aus der Haut des Fußrückens und der Fußinnenseite und verläuft an der Innenseite des Beines entlang nach oben, wo sie in der Leiste am Venenstern (Crosse) in die Oberschenkelvene (Vena femoralis) mündet.

Die kleine Rosenvene entspringt an der äußeren Fußseite, verläuft an der Rückseite der Wade und mündet im Bereich der Kniekehle in die tiefe Beinvene.

Die tiefen Venen der Beine verlaufen im Unterschenkel in drei Paaren. Sie vereinigen sich unterhalb der Kniekehle zur großen Beinvene (Vena poplitea), die sich im Oberschenkel als Vena femoralis fortsetzt. Oberhalb des Leistenbandes setzt sich die Vena femoralis in eine der Beckenvenen fort, die Beckenvenen vereinigen sich zur unteren Hohlvene (Vena cava inferior).

Oberflächliche und tiefe Venen sind über zahlreiche Verbindungsadern (Venae perforantes) miteinander verbunden. Insgesamt werden etwa 90 Prozent des Blutes über das tiefe und 10 Prozent über das oberflächliche Venensystem transportiert.

Venenerkrankungen – Krankheitsbilder

Beim Begriff „Venenerkrankungen" unterscheidet man zwischen akuten und chronischen Formen. Akute Venenerkrankungen sind die Venenentzündung (Phlebitis) und das Gerinnsel (Thrombose), chronische Formen sind Krampfadern (Varizen) und späte Veränderungen wie die chronische Venenschwäche (CVI, chronische Veneninsuffizienz).

Es gibt akute und chronische Venenerkrankungen.

Krampfadern *(Varizen, ➜ Seite 17 ff.)* treten in unterschiedlichen Erscheinungsformen auf. Man unterscheidet kleine Varizen (Besenreiser, retikuläre Varizen) und große Varizen (Stammvarikose, Nebenastvarikose). Große Varizen schreiten fort und können nach Jahren zu Hautveränderungen und sogar zu einem Geschwür (Ulcus) führen. Etwa 50 Prozent der Erwachsenen haben Varizen, bei etwa 80 Prozent zeigen sich ungeliebte Besenreiser. Über Beinbeschwerden klagen 55 Prozent der Patienten mit Krampfadern, aber immerhin auch 45 Prozent der Menschen, die keine Varizen haben. Krampfadern müssen nicht in jedem Fall behandelt werden. Bei Varizen, die Beschwerden verursachen, ist eine Therapie aber auf jeden Fall empfohlen.

Chronische venöse Insuffizienz *(CVI, ➜ Seite 62 ff.)*: Eine Venenschwäche kann in Form von Krampfadern (ohne Hauterscheinungen), aber auch in Form einer chronischen venösen

Insuffizienz, bei der es zu Hautveränderungen kommt, auftreten. Eine venöse Insuffizienz tritt bei etwa zwölf Prozent der Erwachsenen auf. Dabei handelt es sich um „Abfluss-Störungen“, weil sich das Blut in den Beinen staut. Sie kann aber auch eine Spätfolge der primären oder sekundären Varikose sein *(➜ Seite 20 f.)*.

Venenentzündung *(Phlebitis, ➜ Seite 61)*: Die oberflächliche Phlebitis ist eine schmerzhafte Entzündung von Venensträngen, zumeist von Varizen (Varikophlebitis). Eine oberflächliche Phlebitis ist zu 30 Prozent von einer (oft stummen, das heißt: symptomlosen) tiefen Venenthrombose begleitet.

Akute tiefe Bein- bzw. Beckenthrombose *(TVT, ➜ Seite 52)*: Symptome einer akuten tiefen Thrombose sind Schwellungen, Überwärmung und Verfärbung des betroffenen Beines sowie Schmerzen beim Auftreten. Die klinische Diagnose ist oft schwierig, manchmal werden auch nur unspezifische Beinschmerzen wie zum Beispiel bei einem Muskelkater verspürt. Zu 50 Prozent liegt bei einer akuten tiefen Thrombose bereits eine (stumme, also symptomfreie) Lungenembolie vor.

Besenreiser

Viele Menschen leiden an Besenreisern, oft sind sie genetisch bedingt.

Viele Menschen haben an den Beinen zarte, rot-bläuliche Äderchen, die fein verästelt und verzweigt durch die Haut schimmern. Diese so genannten Besenreiser (medizinischer Fachbegriff: „Mikrovarizen“) sind keine Frage des Alters, ihre Entstehung ist genetisch bedingt. Auch Kinder und Jugendliche können betroffen sein. Besenreiser entstehen aus kleinen, feinen Blutgefäßen, die sich erweitern und vergrößern. Besenreiser werden sie deshalb genannt, weil sie optisch dem feinen Reisig ähnlich sind, aus dem früher Besen gebunden wurden.

Entstehung

Die Entstehung von Besenreisern kann verschiedene Ursachen haben. Sie bilden sich vermehrt, wenn der Rücktransport des

Blutes über die Venen verlangsamt oder behindert wird. Eine solche Verzögerung des Blutflusses tritt vor allem bei langem Stehen oder Sitzen ein, aber auch bei allgemeinem Bewegungsmangel. Eine Venenschwäche wird meist vererbt, und Besenreiser treten oft schon im Schulalter auf. Übergewicht und hormonelle Faktoren können Besenreiser ebenso verstärken.

Besenreiser oder versteckte Krampfadern?

Der Arzt sollte bei Besenreisern und besonders vor einer Therapie immer die darunter liegenden Venen genau untersuchen. Wenden Sie sich an einen Venenspezialisten (in Österreich sind dies meist Dermatologen oder Internisten, die eine Spezialausbildung zum Venenspezialisten haben). Dieser kann mithilfe von Ultraschall die Funktionsfähigkeit des Venensystems überprüfen.

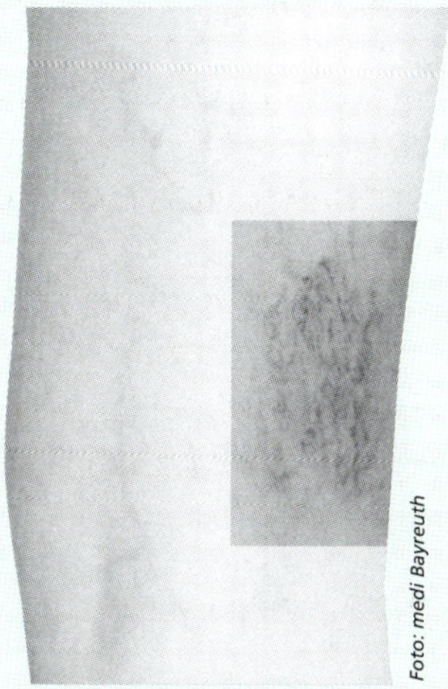

Foto: medi Bayreuth

Die Besenreiser schimmern durch die Haut.

Während der Schwangerschaft, die zu verändertem Hormonhaushalt führt, entstehen häufig Krampfadern. Vor allem bei Frauen, die bereits mehrere Kinder geboren haben, treten vermehrt Venenveränderungen auf. Manche der schwangerschaftsbedingten Besenreiser verschwinden nach der Entbindung allmählich wieder, oft bleiben sie jedoch bestehen. Auch die Einnahme der empfängnisverhütenden Pille oder eine Hormonersatztherapie kann die Entstehung von Besenreisern begünstigen.

In der Schwangerschaft entstehen oft Krampfadern.

Behandlung

Es besteht keine medizinische Notwendigkeit zur Behandlung von Besenreisern. Der kosmetische Leidensdruck ist jedoch besonders bei Frauen hoch. In diesem Fall ist die Verödung (Sklerotherapie) eine gute Methode, um die lästigen Äderchen zu behandeln.

Das Veröden ist eine Art Verkleben der Besenreiser. Dabei wird eine die Venenwand irritierende Substanz in die Vene gespritzt. Sie zerstört die Veneninnenwand und führt in der Folge zu einer Verklebung der Venenwände miteinander. Die betroffene Vene ist erfolgreich „stillgelegt“. Mit der Zeit werden diese verschlossenen Venen vom Körper abgebaut. Leider ist der Erfolg nicht immer dauerhaft, denn die Neigung, Besenreiser zu entwickeln, kann nicht behandelt werden. So können sich mit der Zeit andere kleine Gefäße erweitern und zu Besenreisern führen. Ein unerwünschter Nebeneffekt der Verödung ist, dass die Haut sich braun verfärben kann, auch wenn die Verödung fachgerecht durchgeführt wurde. Glücklicherweise verschwinden diese Flecken in fast allen Fällen nach einigen Monaten.

Individuelle Beratung vom Facharzt

Welche Art der Therapie infrage kommt, ist von vielen individuellen Faktoren abhängig – lassen Sie sich von Ihrem Arzt beraten, und erkundigen Sie sich nach den Kosten der Behandlung.

Eine weitere Therapiemöglichkeit ist die Laserbehandlung. Bei Gefäßveränderungen stehen mehrere Lasertypen (z.B. Argon-Laser, Neodym-YAG-Laser) zur Verfügung. Dabei erhitzt das gebündelte Licht das Blut, die Gefäße werden „verkocht“. Haupteinsatzgebiet der Lasertherapie sind feine rote Äderchen. Für blaue oder violette Besenreiser ist die Lasertherapie leider nicht erfolgreich. Die Kosten einer Behandlung liegen fast immer über denen einer Verödungstherapie.

Vorbeugung

Eine Stärkung der Venen, etwa durch regelmäßiges Joggen, Walken, Radfahren oder Schwimmen, ist die beste Prophylaxe.

Auch Wechselgüsse haben einen tonisierenden (straffenden) Effekt auf die Gefäße. Günstig ist es auch, die Risikofaktoren möglichst einzudämmen, so etwa Übergewicht abzubauen. Wärme begünstigt das Entstehen von Besenreisern, sollte also an den Beinen vermieden werden. Lange Bäder in Wasser über 38 Grad, wie in heißem Thermalwasser, können bereits vorhandene Besenreiser vergrößern. Stütz- oder Kompressionsstrümpfe sind vor allem in der Schwangerschaft oder bei familiär vorbelasteten Personen hilfreich. Betreiben Sie regelmäßig Sport oder Venengymnastik, und trinken Sie ausreichend.

Wie man Besenreiser vorübergehend unsichtbar macht

Besenreiser lassen sich mit Camouflage kaschieren, einem Spezialpräparat, das zum Abdecken von Hautirritationen geeignet ist. Auch Theaterschminke, die sehr gut deckt, kann diese Veränderungen weitgehend unsichtbar machen.

Krampfadern (Varizen)

Etwa jede zweite Frau und jeder dritte Mann leidet mehr oder weniger unter ausgeprägten Krampfadern (Varizen). Krampfadern sind nicht verkrampfte Adern, sondern genau das Gegenteil, nämlich „ausgeleierte", unelastische, erweiterte Venen. Auch mit „Krämpfen" haben diese Adern nichts zu tun. Die Bezeichnung kommt aus dem Mittelhochdeutschen: „Krumpadern" wurden diese krumm verlaufenden Adern genannt. Krampfadern sind Venen, die ihre Funktion nicht mehr erfüllen können, nämlich Blut in Richtung Herz zu transportieren. Das Blut „pendelt" und staut sich in der Vene und in weiterer Folge auch im Gewebe. Oft sind zunächst die großen und kleinen Rosenvenen betroffen (Stammvarizen), die im Bereich des Oberschenkels und der Kniekehle unsichtbar in der Tiefe liegen. Sichtbar werden Krampfadern meist zuerst an den Unterschenkeln. Mit blickdichten Strümpfen kann man sie zwar kaschieren, leider jedoch nicht wegzaubern. Ein Krampfadernleiden (Varikose) ist nicht nur ein kosmetisches, sondern oft auch ein gesundheitliches Problem.

Krampfadern sind unelastische, erweiterte Venen.

Entstehung

Meist wird uns die Neigung dazu in die Wiege gelegt. Vererbt von Mutter, Vater oder den Großeltern, manchmal sogar über mehrere Generationen hinweg. Bei vielen Menschen bilden sich mit zunehmendem Alter Krampfadern aus, weil die Venen mit den Jahren schwächer werden. Mangel an körperlicher Bewegung führt zu Übergewicht, was wiederum die Bildung von Krampfadern fördert. Allerdings ist Bewegungsmangel nicht allein ausschlaggebend – es gibt Menschen, die extreme Sportmuffel sind und trotzdem keine Krampfadern bekommen. Wer jedoch dazu neigt, kann durch zu wenig Bewegung erheblich dazu beitragen, dass sich welche bilden. Schädigungen der Gefäßklappen oder eine Erweiterung der Venen führen zum Rückstau des Blutes mit Druckerhöhung. Diese wiederum führt zu einer Überlastung der noch funktionierenden Venen.

Was sich im Inneren der Vene abspielt, ist Gegenstand weitläufiger Untersuchungen. Wissenschafter gehen davon aus, dass sich die Venenwand verändert, weil muskuläre Anteile abnehmen und sich stattdessen Bindegewebe einlagert. Dadurch sind die Venen weniger elastisch und geben nach, „leiern aus“. Welche Vorgänge diese Umbauphase auslösen, ist jedoch noch nicht restlos geklärt. Krampfadern können in verschiedenen Formen auftreten. Manchmal ist nur ein Bein betroffen; auch wo die ersten Varizen auftreten ist unterschiedlich.

Menschen mit stehenden oder sitzenden Berufen bekommen häufiger Krampfadern.

Ein wesentlicher Faktor aber ist, wie „venenfreundlich“ man lebt; bei Menschen mit stehendem oder sitzendem Beruf können Krampfadern häufiger auftreten. Wer zu Varizen neigt, sollte auf ausreichende Bewegung achten. Übergewicht, chronische Verstopfung, Hormonumstellungen oder das Tragen von Schuhen mit hohen Absätzen begünstigen ihre Entstehung.

Schwangerschaft

Fast bei jeder dritten Frau, die ihr erstes Kind bekommt, bilden sich im Verlauf der Schwangerschaft Krampfadern. Bei manchen Frauen verschwinden sie nach der Geburt des Kindes wieder, bei vielen bleiben sie bestehen. In der Schwangerschaft nimmt die Blutmenge um 20 bis 25 Prozent zu, die Venen müssen Schwerstarbeit leisten, wenn sie das Blut – noch dazu gegen die Schwerkraft – zum Herz pumpen. Darüber hinaus kann die vergrößerte Gebärmutter oder der Kopf des Babys durch Druck auf die Gefäße einen venösen Rückstau verursachen.

Auch die hormonellen Veränderungen in der Schwangerschaft oder die Einnahme von Hormonen (Pille, Hormonersatztherapie) können einen Einfluss auf die Entstehung von Krampfadern haben. Diese Hormone haben die Eigenschaft, das Bindegewebe und die Adern weicher zu machen; die Gefäßwände geben nach, und die Adern werden weniger elastisch. Dadurch nehmen die Venen mehr Blut auf. Das fördert die Bildung von Krampfadern.

Schwangerschaft und Pille können zu Krampfadern führen.

Frauen, die die Pille nehmen, sollten nach Absprache mit dem Arzt eher zu einer Minipille greifen. Sie enthält nur Gestagene und bewirkt vor allem die Verdickung des Schleims am Gebärmutterhals (Zervixschleim). Bei manchen Frauen verhindert sie auch den Eisprung. Untersuchungen haben gezeigt, dass Gestagen und Progesteron auf die Venen verengend wirken, während Östrogen eher gegenteilige Effekte hat. „Sanft", „mild" oder „stoffwechselneutral" ist jedoch keine der Pillen, auch nicht die niedrigstdosierte mit dem geringsten Gehalt an Östrogen und Gestagenen. Jede Pille greift in den Stoffwechsel des Organismus ein und beeinflusst ihn. Wie ausgeprägt, das ist bei jeder Frau verschieden. Eines steht jedoch fest: Frauen, die rauchen, übergewichtig sind, Krampfadern haben, in deren Familie Thrombosen gehäuft aufgetreten sind oder bei denen ein angeborener Mangel an Gerinnungshemmern besteht, haben ein erhöhtes Thromboserisiko, und eine Pilleneinnahme sollte gut überlegt werden.

Neben kosmetischen Beeinträchtigungen können Varizen auch gesundheitliche Folgen haben. Sie können Ekzeme, Haut- und Bindegewebsveränderungen oder Hyperpigmentationen verursachen, in schlimmeren Fällen sind venöse Beingeschwüre die

Folge. Auch oberflächliche Venenentzündungen (Thrombophlebitiden) und ein erhöhtes Thromboserisiko sind auf Varizen zurückzuführen.

Krampfadern sollten möglichst früh behandelt werden.

Günstig ist es, Krampfadern möglichst früh zu behandeln, da in diesem Fall die tiefen Leitvenen noch intakt sind und der Eingriff nicht allzu umfassend ist. Wird zu lange zugewartet, kann es sein, dass sich die Varikose immer weiter ausbreitet, es erweitern sich immer mehr Venen, und das Problem weitet sich bis zu den tiefen Venen aus. Diese Schäden lassen sich nur schwer beheben und können langfristig zu einer chronisch venösen Insuffizienz führen.

Krampfadern – primäre Varikose

Die meisten Menschen mit Krampfadern haben eine primäre Varikose, das heißt, die Venen sind von Natur aus, aufgrund des natürlichen Alterungsprozesses oder durch bestimmte Ereignisse (Schwangerschaft, stehende oder sitzende Berufe, Übergewicht) schwach und:

- die Stammvarikose der großen und kleinen Rosenader (Vena saphena magna und Vena saphena parva) und/oder ihrer Seitenäste,
- die Varikose der Verbindungsadern zwischen Oberflächen- und tiefen Venen (Perforansvarikose) sowie
- die Stammvarikose der großen und/oder kleinen Rosenvene (mit diesem Begriff werden die Varizenerkrankungen der V. saphena magna bzw. der Vena saphena parva als der beiden Hauptstämme im Bereich der unteren Extremitäten zusammengefasst) kommen am häufigsten vor.

Bei der kompletten Stammveneninsuffizienz der Vena saphena magna werden vier Stadien nach HACH unterschieden.

Stadium I: Insuffizienz der Mündungsebene (Crosse).

Stadium II: Insuffizienz der Klappen von der Leiste bis oberhalb des Knies.

Stadium III: Insuffizienz der Klappen von der Leiste bis unterhalb des Knies.

Stadium IV: Insuffizienz der Klappen von der Leiste bis zum inneren Knöchel.

Analog werden bei der kompletten Stammvarikose der V. saphena parva drei Stadien unterschieden:
Stadium I: Insuffizienz der Mündungsklappenregion.
Stadium II: Variköse Erweiterung bis in den Bereich des mittleren Unterschenkels.
Stadium III: Insuffizienz des gesamten Stammes bis in die Region des Außenknöchels.

Sekundäre Varikose

Als sekundäre Varikosen werden Krampfadern bezeichnet, die sich infolge einer Abfluss-Störung, zum Beispiel nach einer Thrombose, in den tiefen Venen gebildet haben. Wenn ein Blutgerinnsel (Thrombus) den Blutfluss in einer der tiefen Venen behindert, muss das Blut über oberflächliche Venen fließen. Diese werden dadurch überlastet, die Venenwände werden ausgeweitet, und die Klappen schließen nicht mehr.

Die so entstandenen Krampfadern sind also nicht Ausdruck einer natürlichen Venenschwäche.

Erste Anzeichen einer Venenerkrankung sind häufig müde oder geschwollene Beine, abendliches Ziehen oder Kribbeln und Ameisenlaufen in den Beinen. Die Patienten klagen weiters über Spannungsgefühl und Schwellung der Knöchel. Wenn Krampfadern unbehandelt bleiben, können Hautveränderungen, meist im Bereich der Knöchel, auftreten. Erweiterte Venen und Besenreiser im Knöchelbereich gehen Ekzemen und Braunverfärbungen der Haut (durch zu langen Druck des Blutes kann es zum Austritt von Blutkörperchen in die Haut kommen) voraus. Im weiteren Verlauf kann es zur Verhärtung der Haut und des Bindegewebes sowie zu Beingeschwüren kommen.

Eine Behandlung der Krampfadern ist medizinisch nötig, wenn

- Beschwerden oder eine ausgeprägte Schwellungsneigung vorliegen,
- sich Hautveränderungen zeigen,
- Venenentzündungen auftreten.

Diagnose und spezielle Diagnoseverfahren

Teilen Sie Ihrem Arzt mit, ob in Ihrer Familie bereits Thromboseerkrankungen aufgetreten sind.

Wenn Sie zum Arzt kommen, wird er zunächst Ihre Krankengeschichte (Anamnese) erfragen. Faktoren wie Alter, Größe und Gewicht sind relevant. Wichtig ist auch der Beruf (langes Stehen oder Sitzen), die Ernährung und sportliche Betätigung. Gefragt wird, seit wann Sie Beschwerden haben und wie häufig. Entscheidend für die Diagnose ist, welche Krankheiten in der Vergangenheit aufgetreten sind (Venenentzündungen, Thrombosen). Auch die Familienanamnese ist wichtig, um eine familiäre Thromboseneigung herauszufinden. Ein eventueller Bluthochdruck oder Herzrhythmusstörungen sollten ebenfalls berücksichtigt werden. Ob Sie Medikamente nehmen (Hormone), rauchen und wie viele Schwangerschaften Sie hatten, sollte ebenfalls mit dem Arzt besprochen werden.

Ist die Krankengeschichte erfasst, sieht sich der Arzt die Beine im Stehen von hinten und von vorne an. Besonders an der Haut im Knöchelbereich können sich erste Anzeichen von venösen Veränderungen zeigen. Die Lokalisation und Ausprägung von Ödemen kann durch Fingerdruck festgestellt werden. Danach sollte eine Ultraschalluntersuchung durchgeführt werden. Sie ist einfach und schmerzlos und ermöglicht dem erfahrenen Untersucher eine zuverlässige Diagnose der Varizen.

Doppler-Ultraschall-Untersuchung

Bei diesem Verfahren wird mittels Ultraschallwellen der Blutfluss und die Flussrichtung hörbar gemacht und so die Funktionstüchtigkeit der Venenklappen festgestellt. Die Untersuchung erfolgt im Stehen, bevorzugte Stellen zur Auskultation (Abhörung) sind die Leiste und die Innenseite des Oberschenkels sowie die Kniekehle, der Unterschenkel und die Knöchelregion. Mit dem Doppler-Ultraschall lässt sich die Funktionstüchtigkeit der oberflächlichen Venen in den meisten Fällen gut abklären.

Der Doppler-Ultraschall ist nach dem österreichischen Physiker Christian Doppler (1803–1853) benannt. Der Doppler-Effekt, die Frequenzänderung von Wellen in Abhängigkeit von der

Flussgeschwindigkeit der Quelle, wurde 1842 erstmals beschrieben. In der Medizin macht man sich den Doppler-Effekt in erster Linie zur Messung der Blutflussgeschwindigkeit zu Nutze.

Duplex-Ultraschall-Untersuchung

Diese Untersuchung ist eine der modernsten Diagnosemethoden – sie ist schmerzlos, nicht invasiv (das heißt, nicht mit einem größeren oder kleineren Eingriff verbunden) und benötigt im Gegensatz zur Phlebographie weder Kontrastmittel noch Röntgenstrahlen. Sie gibt neben einer Aussage über die anatomischen Verhältnisse auch Aufschluss über die Funktion der Venen. Das Verfahren ist eine Weiterentwicklung der Doppler-Methode, bei der das Doppler-Signal nicht nur akustisch und in Kurven dargestellt wird, sondern auch in Farbe am Ultraschallbild zu sehen ist. Auch die Diagnostik einer Thrombose ist so dem erfahrenen Untersucher möglich. Der Venenverlauf kann – im Unterschied zur Doppler-Sonographie – hier genau festgestellt werden, durch Farben sind auch Arterien und Venen gut unterscheidbar.

Bei der Ultraschalluntersuchung kann der Venenverlauf genau festgestellt werden.

Lichtreflexionsrheographie (LRR) oder Photoplethysmographie (PPG)

Sie ist ebenfalls schmerzlos, erlaubt die Messung des Blutvolumens im untersuchten Hautareal und ermöglicht in manchen Fällen eine Aussage über mögliche Besserung des Zustandes durch eine Therapie. Sie ist die einfachste Funktionsuntersuchung.

Der Arzt klebt eine kleine Infrarotsonde an den Unterschenkel, der Fuß wird dabei im Sitzen leicht nach vorne gestellt. Die Sonde strahlt Infrarotlicht in die Haut, das in Abhängigkeit vom Blutgehalt reflektiert wird. Die Menge des zurückgestrahlten Lichts wird durch einen Schreiber aufgezeichnet. Damit sich die Venen „entleeren“, muss während der Untersuchung ein Bewegungsprogramm durchgeführt werden.

Nach Beenden der Bewegung erfolgt das Wiederauffüllen des Gewebes beim Gesunden über die Arterien, beim Venenkranken füllt sich das Gewebe zusätzlich durch einen Rückfluss in die insuffizienten (funktionsuntüchtigen) Venen. Die Wiederauffüllzeit ist entscheidend für die Funktionstüchtigkeit der Venen.

Durch Ausschalten der oberflächlichen Venen mittels Tourniquet-Test wird eine Ausschaltung der Varizen simuliert. Eine Verlängerung der Wiederauffüllzeit gibt dabei einen Hinweis darauf, dass eine Verbesserung der Venenfunktion möglich ist. Dies ist besonders für jene Patienten von großer Bedeutung, deren oberflächliches und tiefes Venensystem insuffizient ist.

Venenröntgen (Phlebographie)

Ein Venenröntgen, auch Phlebographie genannt, dient ebenso wie der Duplex-Ultraschall dazu, die Venen darzustellen. Vor der Röntgenuntersuchung wird ein jodhältiges Kontrastmittel in eine Fußrückenvene injiziert, und die Venen werden so sichtbar gemacht.

Durch ein Kontrastmittel werden die Venen sichtbar gemacht.

Diese Methode wird aufgrund der vermehrten Verfügbarkeit der Duplex-Sonographie immer seltener angewendet. Bei nicht eindeutigen Duplex-Befunden, bei Patienten mit Gefäßmissbildungen, vor einer Operation oder bei gutachterlichen Fragestellungen wird die Phlebographie noch länger ihren Platz behalten.

Venendruckmessung

Diese invasive Methode ist heute dank Duplex-Ultraschalluntersuchung bereits selten geworden. Nach Punktion einer Fußrückenvene wird der venöse Druck gemessen. Der Druck im Stehen hängt ausschließlich von der Größe des Untersuchten ab. Bei Venengesunden nimmt bei Bewegung der Venendruck durch die Muskelpumpe und die Funktion der Venenklappen ab, bei Venenkranken bleibt hingegen der Druck auch bei Bewegung hoch. Auch hier kann mittels Tourniquet-Test eine mögliche Besserung der Funktion durch eine Therapie bestätigt werden.

Behandlung von Krampfadern

Bei Krampfadern gibt es mehrere Therapiemöglichkeiten. Neben invasiven (die Haut verletzenden) Methoden stehen auch konservative (nicht verletzende) zur Verfügung.

Die Therapiemöglichkeiten im Überblick

Konservative Therapien:

- Kompressionstherapie
- Bewegungstherapie
- Venenmedikamente

Invasive Therapien:

- Sklerotherapie (Verödung)
- Endovenöse Verschlussmethoden (Laser, Radiofrequenzobliteration)
- Varizenoperation (Crossektomie, Miniphlebektomie)

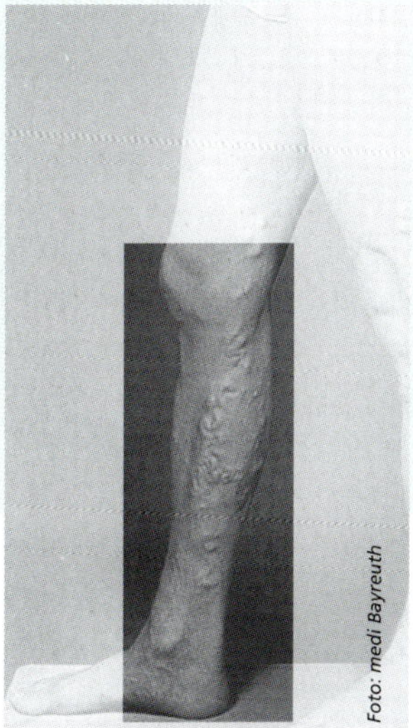

Foto: medi Bayreuth

Kompressionsbehandlung

Eine Kompressionsbehandlung ist die wichtigste Säule bei der Therapie aller Arten von Venenerkrankungen. Die Behandlung kann durch Strümpfe, Strumpfhosen oder einen Verband erfolgen. Der Druckverband oder -strumpf presst die oberflächlichen Venen zusammen, und ein Rückfluss ins Bein wird so verhindert.

Ein weiterer Effekt ist, dass sich die Fließeigenschaft des Blutes verbessert, weil es in den durch äußeren Druck verengten Adern rascher strömt, sodass sich seltener Gerinnsel bilden. Bereits vorhandene kleine Thromben werden durch körpereigene Stoffe leichter abgebaut. Eine Kompressionsbehandlung beugt neuen Blutgerinnseln vor und ist bei Thrombosen *(➜ Seite 52 ff.)* besonders wichtig.

Der äußere Druck auf das Gewebe führt auch dazu, dass sich Wasseransammlungen im Gewebe rascher abbauen. Geschwollene Beine werden wieder schlank, das Blut staut sich nicht mehr – die meisten Patienten empfinden das als große Erleichterung.

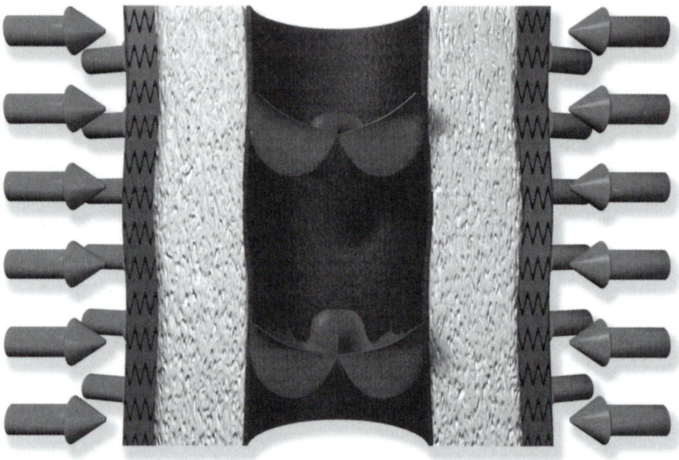

Wirkung des Kompressionsstrumpfes.

Kompressionsstrümpfe gibt es heute auch in modischen Farben.

Viele Betroffene scheuen diese Behandlung. Sie schämen sich ihrer dicken Beine und wollen die Venenschwäche möglichst verheimlichen. Medizinische Kompressionsstrümpfe haben immer noch den Ruf, unattraktiv zu machen. Vielleicht fällt es Ihnen leichter, eine Kompressionstherapie konsequent einzuhalten, wenn Sie sich klarmachen, dass Sie ohne diese Therapie früher oder später mit den wirklich schwer wiegenden Folgen einer chronisch venösen Insuffizienz *(➜ Seite 62)* und mit neu auftretenden Krampfadern zu tun haben werden. Diese sind mit Sicherheit unangenehmer und schmerzhafter als ein einige Wochen lang konsequent getragener Verband. In der Zeit, in der Sie Verbände anlegen, könnten Sie beispielsweise lange Hosen tragen. Und Kompressionsstrümpfe und -strumpfhosen sind heute nicht nur als stumpfbraune Ungetüme zu haben, sondern auch in schicken Varianten, die blickdichten Mode-Strumpfhosen durchaus ähnlich sind.

Kompressionsverband. Eine Kompressionstherapie mittels Bandagen erfolgt, wenn die Beine geschwollen sind oder wenn ein Beingeschwür behandelt wird. Besonders wirksam und sinnvoll sind die Bandagen auch nach Varizenoperationen. Da richtiges Bandagieren mit Kurzzugbandagen sehr viel Erfahrung und Übung erfordert, werden diese Kompressionsverbände von Ärzten und Krankenschwestern angelegt, selten vom Patienten selbst. Jenen Patienten, die selbst bandagieren, werden Langzugbandagen empfohlen, die zwar nicht so effektiv, aber leichter anzulegen sind. Ist das Bein „entstaut“, können zur Vorbeugung Kompressionsstrümpfe getragen werden.

Beim Kompressionsverband werden die Beine von unten nach oben mit elastischen Binden in einer bestimmten Technik gewickelt. Der Verband darf nicht einschnüren. Vor dem Anlegen eines festen Kompressionsverbandes muss sichergestellt werden, dass keine arterielle Durchblutungsstörung vorliegt.

Ein Kompressionsverband muss nach einer ganz bestimmten Technik gewickelt werden.

Je fester ein Kompressionsverband sitzt, desto besser ist die Wirkung, vor allem in Kombination mit Bewegung. Beim Gehen ziehen sich die Muskeln zusammen, die Wade verdickt sich, der Verband erlaubt jedoch kein Ausweichen nach außen, sondern der Druck wirkt nach innen, auf die Venen und das umgebende Gewebe.

Da das Bein nicht durchgehend ebenmäßig und gerade ist, der Verband aber straff sitzen muss, sollten einige Stellen eventuell „aufgepolstert“ werden. Mit Watte oder speziellen Pelotten (Profileinlagen) lassen sich Unebenheiten gut ausgleichen. Diese Verbände können für mehrere Tage am Bein belassen werden. Besonders am Beginn der Therapie wird der Verband nach einigen Tagen locker und muss dann erneuert werden, da das Bein abschwillt und schlanker wird.

Kurz-, Mittel- und Langzugbinden. Binden aus reiner Baumwolle sind so gewirkt, dass sie in Länge und Breite nachgeben, das heißt längs- und querelastisch sind. Es gibt auch Binden, bei denen Fäden aus Kunstfasern wie Polyamid oder Elastan eingearbeitet sind. Diese sind – ähnlich wie Leggings oder Damenstrumpfhosen – elastischer.

Gut gewickelt?

Falsch gewickelt wurde, wenn
- der Verband schmerzt,
- die Zehen sich blau verfärben,
- das Bein an manchen Stellen taub oder kalt wird oder anschwillt.

Richtig gewickelt wurde, wenn
- eine Erleichterung spürbar ist,
- das Bein sich angenehm warm und leicht anfühlt,
- der Vorderfuß beim Bewegen rosig ist.

Je nachdem, wie dehnbar eine Binde ist, bezeichnet man sie als Kurz-, Mittel- oder Langzugbinde. Eine Kurzzugbinde ist am wenigsten, eine Langzugbinde am meisten dehnbar. Kurzzugbinden werden vom Arzt oder der Schwester angelegt, Langzugbinden eignen sich vor allem für die Patienten oder Angehörige.

Bei elastischen Wickelbinden gibt es teilweise Billigimporte, die heimischen Markenerzeugnissen keineswegs ebenbürtig sind. Sie leiern schnell aus, leiden stark, wenn sie UV-Licht ausgesetzt werden, und sind schlecht waschbar. Da die Krankenkassen nur begrenzt für Bandagen aufkommen (von Heilbehelfen, die ständig benötigt werden und einmal im Monat erneuert werden müssen, zahlt der Versicherte zehn Prozent der Kosten selbst), sollten Sie mit dem kostbaren Kassen-Rezept kein Billigprodukt kaufen. Es wird schnell unbrauchbar, und die nächste Binde müssen Sie selbst bezahlen.

Eine Qualitätsbinde sollte folgende Kennzeichen aufweisen: Produktname, Material, Länge und Breite in ungedehntem Zustand, maximale Längs- und Querdehnbarkeit in Prozent, Waschsymbole.

Wann ist ein Kompressionsverband nötig?
- Bei Wasseransammlungen im Gewebe (Ödemen) und ständigen Schwellungen,
- bei chronisch venöser Insuffizienz,
- bei Hautgeschwüren (offenes Bein),
- nach einer Thrombose,
- wenn eine Venenentzündung besteht,
- wenn eine Krampfadernoperation vorgenommen wurde,
- wenn Thrombosen vorgebeugt werden soll.

So wird richtig gewickelt:

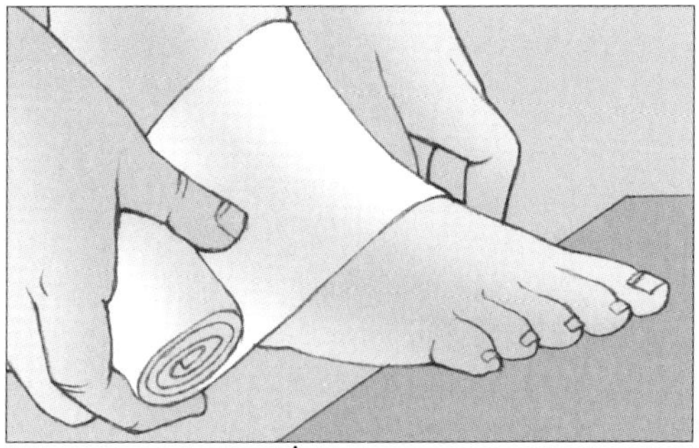

Illustrationen: Erwin Haberl

1. Fuß auf einen Hocker stellen, Ferse nicht aufsetzen; begonnen wird bei den Zehengrundgelenken.

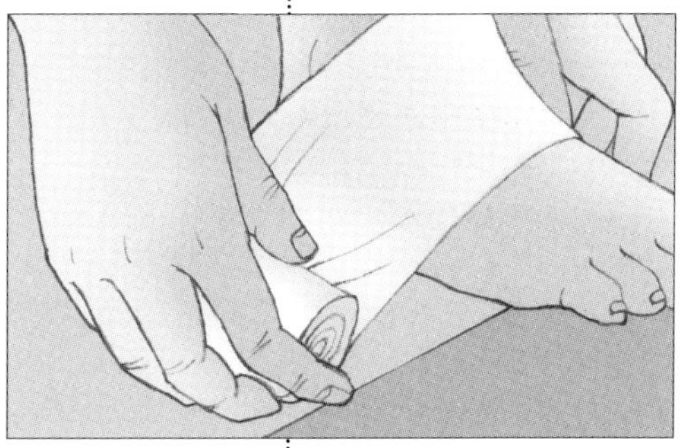

2. Auflegen: Gummibinde breit auseinander ziehen, bis sie (bei Kurzzugbandagen) nicht mehr gedehnt werden kann; so auch um die Ferse ziehen.

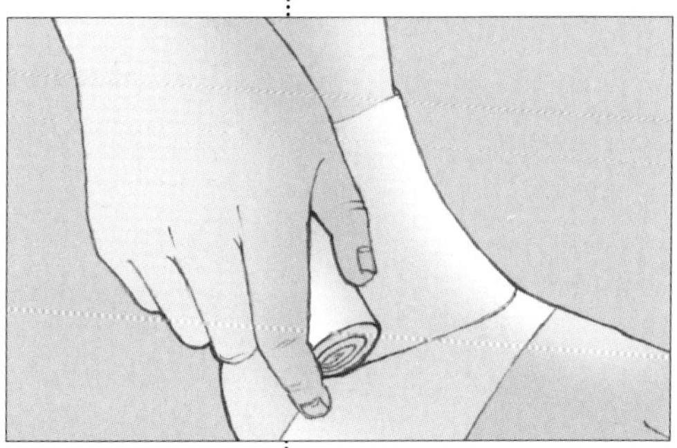

3. Um den Knöchel herum nicht so stark dehnen, Vertiefungen mit Profileinlagen füllen.

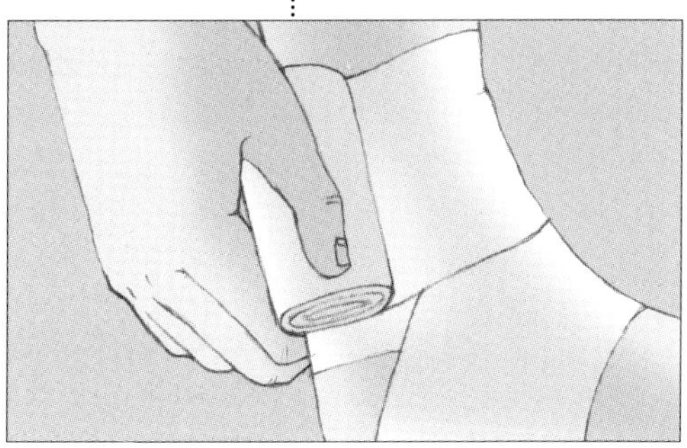

4. In der nächsten Runde etwas fester wickeln. Den Bindenkopf immer am Bein führen, dann überträgt sich der Druck konzentrisch auf die Mitte des Beins, andernfalls wird die Binde nicht unter Druck, sondern unter Zug angelegt; dabei werden Muskeln und Gewebe verdreht oder gequetscht, und Schmerzen sind die Folge.

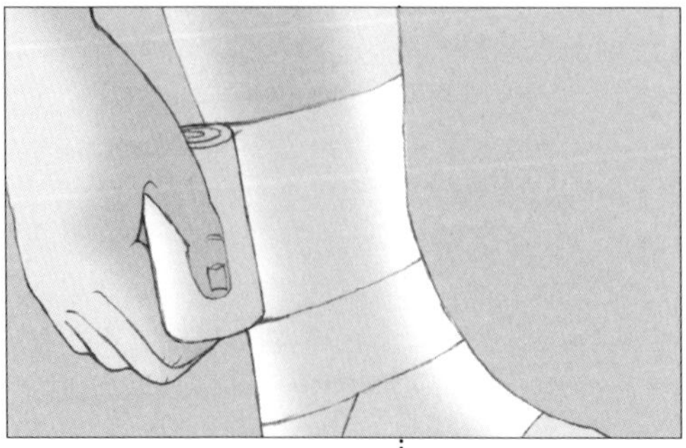

5. Beim Umwickeln des Unterschenkels die Spannung immer rechts und links regulieren, indem die Binde zwei bis drei Zentimeter gezogen wird.

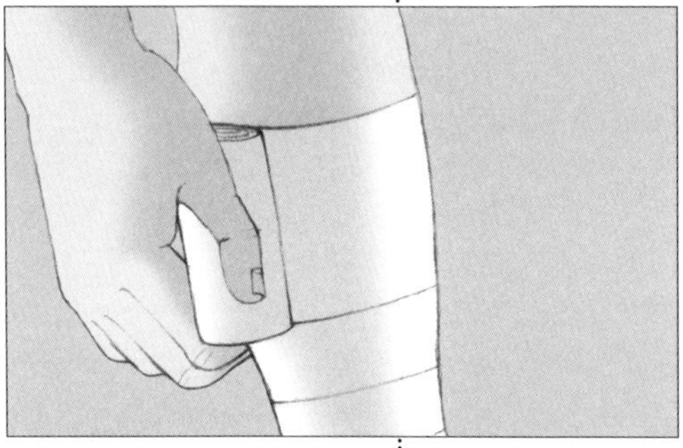

6. Auf Höhe der Wade in der Spannung etwas nachlassen.

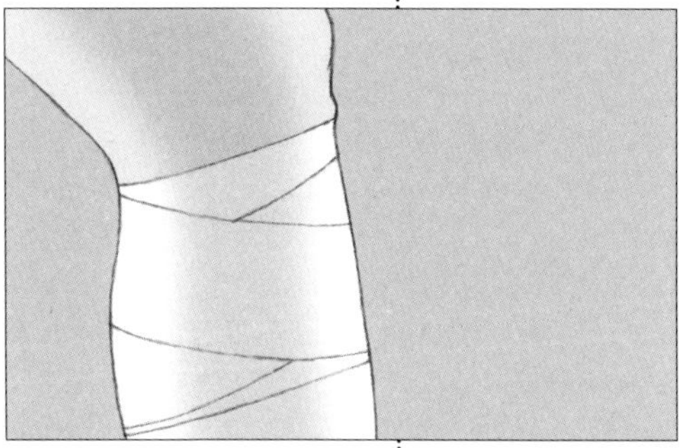

7. Unterhalb des Knies einmal rundherum wickeln, zum Abschluss noch eine Achterrunde kreuzweise in Richtung Wade, dafür genügt eine schwache Dehnung.

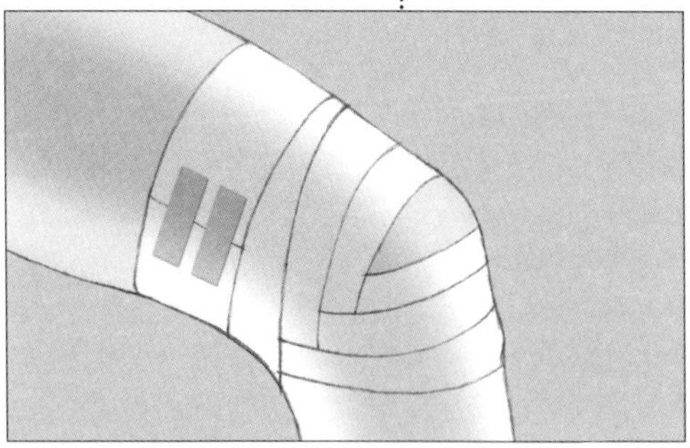

8. Ist das Knie geschwollen, in Achtertouren umwickeln; den Verband eine Handbreit oberhalb des Knies befestigen – wenn möglich mit Leukoplast, denn Verschlussklammern können zu Verletzungen der Haut führen, wenn man sie zu tief einsetzt.

Kompressionsstrümpfe. Medizinische Kompressionsstrümpfe dienen dazu, eine bereits vorhandene leichte Varikose unter Kontrolle zu halten. Darüber hinaus beugen sie Ödemen vor beziehungsweise können bereits bestehende leichter abgebaut werden. Sie können den Folgen einer chronisch venösen Insuffizienz (Schwellungen, „offenes Bein") auf Dauer vorbeugen und sind daher ein wichtiger Bestandteil jeder Therapie von Krampfadern, Thrombosen und Venenentzündungen.

Der Druck von Kompressionsstrümpfen wirkt bis in die tiefen Venen, beginnt zu 100 Prozent am Knöchel und nimmt nach oben hin kontinuierlich ab, um den Rückfluss zu gewährleisten.

Früher waren medizinische Strümpfe überwiegend aus Gummi, was ihnen den Namen „Gummistrumpf" eingebracht hat. Heute bestehen sie aus elastischen Kunstfasern (Elastan, Polyamid – oft auch gemischt mit Baumwolle). Es gibt sie in unterschiedlichen Stärken. Dadurch bieten die Strümpfe einen besseren Tragekomfort, und man schwitzt darunter kaum. Kompressionsstrümpfe sind relativ unempfindlich gegen UV-Licht und Feuchtigkeit und trocknen die Haut nicht so stark aus wie Gummistrümpfe. Schweiß „vertragen" sie allerdings nicht so gut, sie verschleißen durch das Schwitzen rascher.

Elastische Kunstfasern haben den „Gummistrumpf" ersetzt.

Medizinische Kompressionsstrümpfe gibt es als Knie-, Halbschenkel- (bis über das Knie) und Schenkel-Strümpfe (bis zum Oberschenkel) oder Strumpfhosen. Die richtige Stärke (Klasse I bis IV) wird Ihnen von Ihrem Arzt empfohlen und hängt auch von der Beschaffenheit Ihres Bindegewebes ab. Wer ebenmäßige Beine mit eher festem Gewebe hat, wird mit Strümpfen einer dünneren Qualität das Auslangen finden. Für Beine, die zu Dellen neigen und bei denen das Gewebe eher schlaff ist, eignen sich stärkere Qualitäten besser.

Wie Sie heiße Tage cool überstehen. Je dünner der Strumpf, desto heißer wird es darunter. Der Grund: Bei dünnen Strümpfen ist der Elastanfaden mitgewebt und nicht – wie bei stärkeren Geweben – von Baumwolle umsponnen. Bei dickeren

Strümpfen begünstigt diese um den Faden gesponnene Baumwolle die natürliche Hitzeregulierung. Bei Wärme oder an heißen Sommertagen neigen die Blutgefäße dazu, sich auszuweiten, während sie sich bei klirrenden Temperaturen verengen. Wenn die Quecksilbersäule also auf 30 Grad steht, kostet es sicher ein gewisses Maß an Überwindung, sich in einen Kompressionsstrumpf zu zwängen. Gönnen Sie Ihren Beinen in diesem Fall ein kühlendes Gel. Sofern der Hautarzt keine Einwände hat, können Sie es eine Viertelstunde vor dem Anziehen auftragen. Das ist nicht nur angenehm, sondern bewirkt auch, dass sich die Gefäße angesichts der Hitze weniger erweitern.

Gute Strümpfe müssen eine Reihe von Voraussetzungen erfüllen: Sie müssen eine abgeschlossene Ferse haben, damit sich keine Ödeme an der Fessel bilden. Gerade dieser Bereich um den Knöchel herum ist besonders anfällig. Dort wird die Haut leicht dünn und reißt auf, sodass sich rasch ein „offenes Bein" bildet. Der Kompressionsdruck sollte daher dort genügend stark sein, um den Rückfluss des Blutes zu fördern. Die Strümpfe müssen längs- und querelastisch sein („Zweizugstrumpf"). Der Kompressionsdruck muss von unten nach oben abnehmen, das heißt, er muss am Fuß und an der Fessel am stärksten sein, nach oben hin immer geringer werden.

Der Arzt bestimmt die Kompressionsklasse Ihrer Strümpfe.

Medizinische Kompressionsstrümpfe gibt es in verschiedenen Kategorien:

Kompressionsklasse I: leichte Kompression, leichte Oberflächenwirkung, leichter Druck an der Fessel. Sie sind bei müden, schweren Beinen geeignet, bei kleinen Krampfadern, geringen Wasseransammlungen. Auch für Schwangere geeignet, damit sich keine Ödeme oder Krampfadern bilden.

Kompressionsklasse II: mittlere Kompression, mittlere Oberflächenwirkung, mittlerer Druck an der Fessel. Bei ausgeprägten Krampfadern, häufig geschwollenen Beinen, Schwellungen nach einer Thrombose, nach abgeheilten kleinen Geschwüren oder nach oberflächlichen Venenentzündungen. Sie eignen sich auch für Schwangere, wenn bereits Krampfadern vorhanden sind.

Kompressionsklasse III: starke Kompression, starke Oberflächenwirkung, erreicht auch tiefe Venen. Kräftiger Druck an der Fessel. Geeignet bei ständig geschwollenen Beinen, Lymphödemen, Lipodermatosklerose. Sie werden auch nach Abheilung großer Geschwüre an den Unterschenkeln verwendet, um neuen vorzubeugen.

Kompressionsklasse IV: extrem starke Kompression, hohe Tiefenwirkung, sehr starker Druck an der Fessel. Verwendung bei Abfluss-Störungen der Lymphe und starken Ödemen.

Manchmal ist es nützlich, Strümpfe verschiedener Kompressionsklassen im Schrank zu haben. Im Alltag braucht das Bein meist einen festeren Druck, vor allem, wenn Sie viel stehen oder sitzen, schwer heben oder tragen müssen, also wenn der Blutstrom zusätzlich behindert wird. Beim Spazierengehen, Wandern oder Sport hingegen genügen oft Strümpfe einer niedrigen Klasse. Wählen Sie die Strümpfe der Situation entsprechend aus – dann fühlen Sie sich damit auch wohl.

Das sollten Strümpfe haben:

- eventuell kleine Polster (Pelotten) für die Vertiefungen zwischen Achillessehne und Fußknöchel,
- am oberen Ende ein Band mit Produktname, Gütesiegel, Klasse, Größe, Material, Waschsymbolen.

Die Statistik bringt es an den Tag: Etwa zwei Drittel aller Betroffenen tragen die Strümpfe schon nach kurzer Zeit nicht mehr, weil sie nicht passen. Das heißt, nur richtig angepasste Strümpfe haben wirklich einen therapeutischen Effekt. Sie sollten nicht zu kurz, nicht zu lang sein und richtig sitzen, sonst bleiben sie trotz vieler guter Vorsätze im Kasten.

Der Arzt verordnet üblicherweise nur die Kompressionsklasse, die Qualitätsentscheidung obliegt dem Bandagisten. Wird auch die Qualität durch den Arzt verordnet, kann jedoch bei Bedarf mit ihm Rücksprache gehalten werden. Ein routinierter Bandagist kann Sie umfassend beraten.

Wann brauchen Sie medizinische Kompressionsstrümpfe?

- Wenn Krampfadern Beschwerden verursachen, die Beine wehtun oder tagsüber häufig geschwollen sind (Klasse II),
- nach einer Thrombose oder postthrombotischem Syndrom – zunächst Bandagen, gleichzeitig mit medikamentöser Therapie erfolgt die Kompressionstherapie (Klasse II),
- nach einer Venenentzündung,
- bei chronisch geschwollenen Beinen (auch ohne Krampfadern, etwa bei Lymphödem),
- bei chronisch venöser Insuffizienz (Klasse II), bei geschwollenen Beinen in der Schwangerschaft, nach Verletzungen und Operationen (Kl. I bis II).

Stützstrümpfe. Krankenschwestern, Stewardessen, Schwangere tragen sie. Wie sinnvoll Stützstrümpfe (60 „den", Denier bezeichnet die Dehnklasse) sind, ist umstritten. Es gibt keine Norm, was als Stützstrumpf gilt. Obwohl diese Strümpfe keinen Einfluss auf die Venen haben, können sie doch die Schwellungsneigung und damit das Wohlbefinden verbessern. Sie sind allerdings erheblich teurer als normale Nylonstrümpfe. Wer sich jedoch mit Stützstrumpfhosen besser fühlt, sollte sie tragen.

Krankenhausstrümpfe: Vor Operationen oder bei Krankheiten, bei denen man lange liegen muss, erhalten Patienten im Spital meist weiße Strümpfe. Sie dienen dazu, einer Thrombose vorzubeugen. Diese Strümpfe sitzen nicht so fest wie Kompressionsstrümpfe, sind aber effektiv, da sie nur im Liegen getragen werden.

Von der Krankenkasse stehen Ihnen jährlich zwei Paar Kompressionsstrümpfe zu.

Kosten – was zahlt die Kasse? Jedem Patienten stehen pro Jahr zwei Paar Kompressionsstrümpfe zu, die von der Kasse abzüglich des Selbstbehalts von 24,20 Euro (Stand 2005) bezahlt werden. Als Beginn der Tragedauer gilt das Übernahmedatum der Strümpfe.

Die Kosten für Strümpfe nach Maß übernimmt die Kasse nur, wenn das Maß des Patienten nicht in das gängige Maßschema passt oder bei Ödemen. Die Maßanfertigung ist jedoch bewilligungspflichtig. Patienten, die trotz passender Konfektionsstrümpfe lieber Maßstrümpfe wollen, müssen den Mehrpreis dafür selbst bezahlen. Zum Vergleich: Ein Paar Konfektions-Wadenstrümpfe der Klasse II kostet ab etwa 46 Euro (je nach Qualität), maßgefertigte Wadenstrümpfe der Klasse II kosten ab zirka 64 Euro (je nach Qualität). Bedenken Sie jedoch, dass Konfektionsstrümpfe nur eine geringe Toleranzbreite haben und daher auch diese „Fertigprodukte" nur verkauft werden, wenn sie exakt passen. Kompressionsstrümpfe der Klasse IV gibt es ausschließlich nach Maß, weil sie selten benötigt werden.

Etwas teurer, allerdings topmodisch, sind farbige Strümpfe, die in der Klasse I und II erhältlich sind. Verschiedene Hersteller bieten Kompressionsstrümpfe in attraktiven Farbpaletten. Die Farbspielereien müssen Sie (zuzüglich zum Selbstbehalt von 24,20 Euro) selbst bezahlen. Es gibt aber auch farbige Kompressionsstrümpfe auf Krankenkassenverordnung, etwa in den Standardfarben Schwarz, Marineblau, Braun- oder Grautönen.

„Ablaufdatum" notieren

Notieren Sie sich das genaue Datum, an dem Ihnen Ihr zweites Paar Strümpfe pro Jahr zusteht, am Kalender, rückwirkend kann dieser Anspruch nicht geltend gemacht werden. Dem Bandagisten sind aufgrund von Wettbewerbsregelungen auch keine „Erinnerungsschreiben" oder „Erinnerungstelefonate" erlaubt.

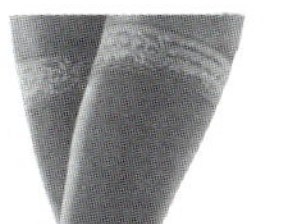

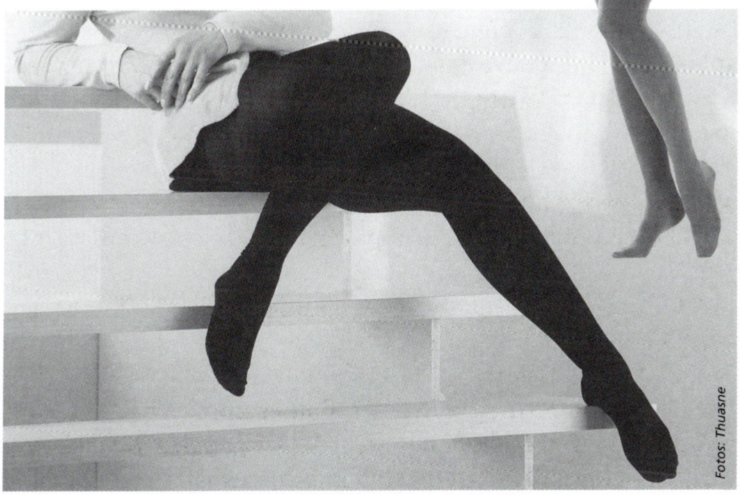

Fotos: Thuasne

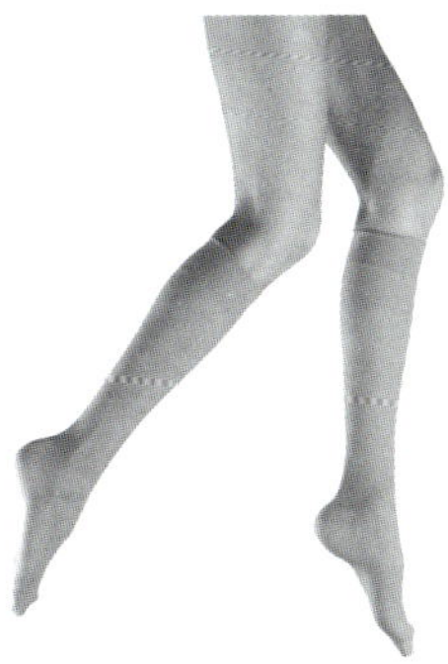

A–D bis unter das Knie (Kniestrumpf)
A–F bis zum Oberschenkel (Halbschenkelstrumpf)
A–G bis zum Schenkel (Schenkelstrumpf)
A–T Strumpfhose

Das richtige Anpassen. Für eine Kompressionstherapie gibt es verschiedene Strumpf-Kategorien. Ihr Arzt entscheidet, welche Ihrer Beinabschnitte betroffen sind, und verordnet dem entsprechend Strümpfe-Längen: Gemessen werden die Längen der verschiedenen Beinabschnitte *(➔ Seite 35 unten)*.

Schlecht angepasste Kompressionsstrümpfe verfehlen ihre Wirkung.

Bei allen Klassen bestimmt der Arzt, welche die richtige ist. Schlecht angepasste medizinische Kompressionsstrümpfe sitzen nicht gut, schneiden ein und bringen nicht die erhoffte Erleichterung. Natürlich bleiben sie dann eher im Kasten, wenn man sich damit nicht wohl fühlt. Die korrekte Anpassung entscheidet deshalb oft darüber, wie erfolgreich eine Kompressionsbehandlung ist und wie streng sie befolgt wird.

Darauf müssen Sie achten:

- Das Bein muss vor dem Anpassen „schlank gewickelt" sein. In der Praxis: morgens mit gewickelten Beinen zum Anpassen, den Verband abnehmen, die Beine für eine halbe Stunde hoch lagern, dann Maß nehmen lassen.
- War vorher kein Kompressionsverband nötig, müssen die Strümpfe ebenfalls morgens angepasst werden, wenn die Beine schlank und nicht geschwollen sind. Andernfalls hat der Strumpf die falsche Weite und Stärke.
- Der Beinumfang muss in gleichen Abständen gemessen werden, damit die Kompressionsstärke überall stimmt.
- Strümpfe müssen immer angemessen werden, auch wenn es sich um ein „Fertigprodukt" handelt. Bei Kniestrümpfen müssen mindestens drei Maße genommen werden, je nach Länge des Strumpfes entsprechend mehr.
- Stimmen die Maße mit jenen von „Stangenstrümpfen" überein, sind diese zu tragen; wenn nicht, ist eine Maßanfertigung erforderlich.
- Vor der Fachkraft die Strümpfe einmal an- und ausziehen, sodass Fehler sofort erkannt werden können.
- Den Knöchel zu Hause morgens vor und abends nach dem Tragen messen. Ist das Bein abends um mehr als 1 cm dicker geworden, passt der Strumpf nicht. Er sitzt zu locker oder hat die falsche Kompressionsstärke.

- Eine Kontrolle muss 14 Tage nach Anpassung durch den Arzt erfolgen, gegebenenfalls sind die Beine neu zu vermessen.
- Wenn Sie Beschwerden haben, gehen Sie zu Ihrem Bandagisten. Es liegt nicht an Ihnen, wenn Sie sich nicht wohl fühlen. Der Strumpf ist vielleicht schlecht angepasst worden, oder das Bein hat sich durch diverse Umstände verändert, beispielsweise durch die Temperatur.
- Achten Sie auf Gewichtsveränderungen. Sie wirken sich meist auch auf die Beine aus; es könnte also sein, dass Sie einen neuen Strumpf brauchen.

Vorsicht bei Herzbeschwerden: Da aufgrund der Strümpfe nun mehr Flüssigkeit zum Herzen gepumpt werden muss und sich der Rückfluss aus den Beinvenen steigert, aber auch Wasseransammlungen im Gewebe abgebaut werden, kann es sein, dass Sie an Atemnot leiden, wenn Sie beispielsweise Treppen steigen. Melden Sie derartige Beobachtungen sofort dem Arzt; möglicherweise sollten Sie auf Kompressionsstrümpfe mit geringerem Druck umsteigen.

Vertrauen Sie einem guten Bandagisten

Nehmen Sie den Rat geübter Bandagisten ernst, sie haben den richtigen „Blick“ für gesunde Beine: Liegt der Verdacht eines Venenproblems nahe, obwohl Sie nur Stützstrümpfe (diese üben keinen medizinischen Kompressionsdruck aus!) kaufen wollten, sollten Sie einen Besuch beim Arzt planen.

Eine Kombination von Bandage und Strumpf kann an Tagen, wo das Bein mehr Druck benötigt, Erleichterung bringen. Bandagiert man über den Kompressionsstrumpf, muss immer beim Zehengrundgelenk angefangen werden; dann reicht der Strumpf Klasse II, um den Fuß unter der Bandage nicht anschwellen zu lassen.

Vorteile:

- Der Kompressionsstrumpf gibt Bandagen besseren Halt.
- Die Bandagen verstärken den Druck ohne einzuschnüren.
- Der Druck der Bandage lässt sich modifizieren.

Pflegetipps für Kompressionsstrümpfe:

- Waschen Sie die Kompressionsstrümpfe möglichst täglich, zumindest jeden zweiten Tag.
- Handwäsche ist besser. Wenn Sie die Strümpfe in der Maschine reinigen, sollten Sie sie in einen Kopfpolsterüberzug geben und mit einem Feinwäsche-Programm waschen.
- (Flüssiges) Feinwaschmittel verwenden; auf Zusätze wie optische Aufheller, Fleckenmittel oder Weichspüler verzichten.
- Zum Trocknen in ein Frotteehandtuch wickeln und ausdrücken. Nicht auswringen. Nicht auf der Heizung trocknen.
- Die Strümpfe nie in den Trockner geben.
- Fäden und Schlingen nicht abschneiden, da Löcher und Laufmaschen entstehen können.
- Reparatur nur im Fachhandel durchführen lassen.
- Bei Raumtemperatur lagern, vor Sonne, Hitze und Feuchtigkeit schützen.
- Tragen Sie keinen Schmuck, er könnte die Strümpfe verletzen.

Strümpfe kann man auch einzeln nachkaufen.

Ist ein Strumpf kaputt, können Sie diesen im Fachhandel auch einzeln nachkaufen. Beachten Sie, dass Kompressionsstrümpfe im Lauf der Zeit ihre Elastizität verlieren und ausgetauscht werden müssen. Die Krankenkassen ermöglichen alle sechs Monate einen Neukauf.

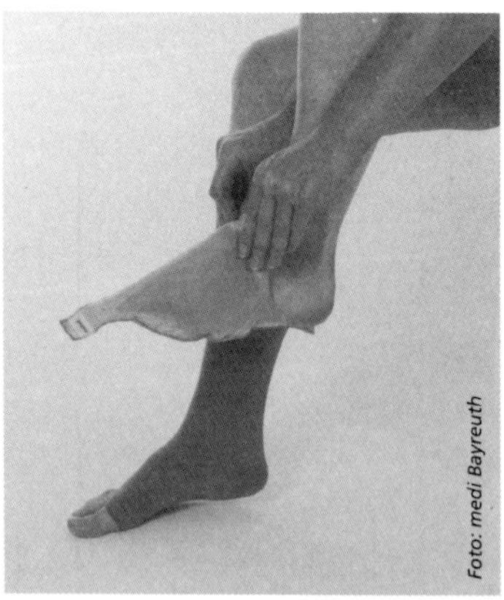

Füßlinge helfen beim Anziehen.

Wie zieht man die Strümpfe an?
Wenn Hüft- und Kniegelenke nur noch eingeschränkt beweglich sind, schmerzhafte Schwellungen in den Fingergelenken das Fassen und Greifen erschweren, das Bücken schwer fällt und der Körper generell nicht mehr der jüngste ist, gibt es oft Probleme, medizinische Kompressionsstrümpfe anzuziehen. Das sehr fest gestrickte Gewebe so vorzudehnen, dass

es sich gut übers Bein, vor allem erst einmal über die Ferse, ziehen lässt, erfordert Kraft und das Überstreifen einiges Geschick. Viele werfen deshalb schon nach wenigen Versuchen die Flinte ins Korn, weil sie es nicht schaffen, den Strumpf so anzuziehen, dass er korrekt sitzt. Am schwierigsten ist es meist, ihn gut über die Ferse zu bekommen, weil er dort am dichtesten gewebt ist – das anschließende Hochziehen ist einfacher.

Hier einige Tricks, die Ihnen das Anziehen erleichtern: Sie können zuvor eine normale, dünne Nylonstrumpfhose anziehen, dann rutschen die Kompressionsstrümpfe besser. Bedenken Sie jedoch, dass Sie darunter ganz schön ins Schwitzen kommen können. Diese Variante ist daher zwar beim Anziehen ideal, beim Tragen aber eher unangenehm. Sie können aber auch von alten Nylons den Fuß abschneiden und damit beim Anziehen die wichtigste erste Hürde über die Ferse nehmen.

Im Liegen anziehen

Legen Sie sich beim Anziehen aufs Bett, dadurch kommen Sie leichter an den Fuß heran.

Im Sanitätshandel gibt es spezielle Söckchen oder Seidensocken, die Sie vor dem Strumpf anziehen, den Sie bei den Zehenspitzen anschließend wieder ausziehen. Bei Strümpfen mit geschlossenen Zehen gibt es spezielle Anziehhilfen.

Müssen Sie Kompressionsstrümpfe der Klasse III oder IV tragen und haben Schwierigkeiten beim Anziehen, könnten Sie auch auf zwei Strümpfe niedrigerer Klasse umsteigen, die Sie übereinander anziehen. Kombinieren Sie beispielsweise einen Strumpf der Klasse II mit einem aus Klasse I oder zwei Strümpfe der Klasse II. Die Strümpfe niedrigerer Klasse sind feiner gewirkt, dehnen sich leichter und rutschen besser – der Effekt verdoppelt sich zwar nicht genau, aber annähernd.

So kleben die Haftränder wieder

Wenn Sie die Silikonbeschichtung am Strumpfansatz gelegentlich mit einem Brillenputztuch von Fettresten und Hautschüppchen befreien, haften die Strümpfe wieder gut.

Zerren Sie nicht am oberen Strumpfband, sondern streifen Sie zuerst sorgfältig den Fußteil über; nur dann sitzt der Strumpf richtig und Sie verhindern, dass er einreißt.

Pudern Sie den Fuß mit Talkumpuder aus der Apotheke, dann rutscht der Strumpf oft auch besser.

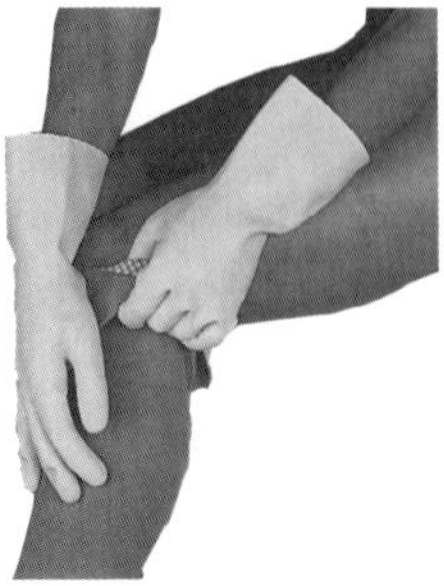

Leichteres Anziehen mithilfe von Gummihandschuhen.

Haushaltshandschuhe bzw. spezielle Gummihandschuhe mit kleinen Noppen (zirka 3,90 Euro im Fachgeschäft) erleichtern das Anziehen. Der Strumpf rutscht Ihnen dann nicht so schnell aus der Hand, Sie brauchen weniger Kraft; außerdem können die Fingernägel dem Strumpf so nicht gefährlich werden.

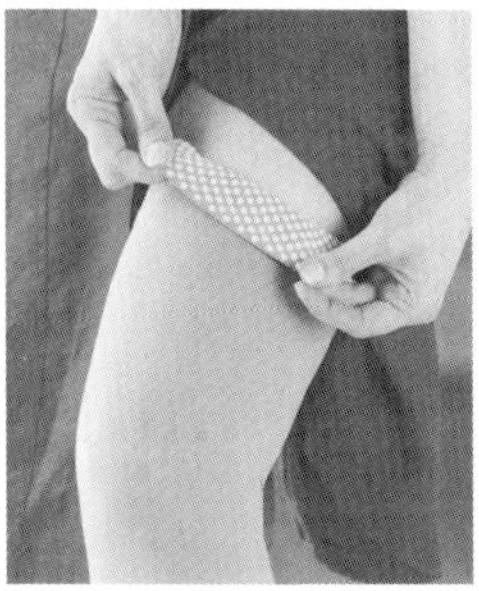

Oberschenkelstrümpfe mit Haftrand.

Oberschenkelstrümpfe gibt es mit Haftrand (diese müssen Sie sich extra verordnen lassen) oder ohne. Strümpfe mit Silikonrändern sind inzwischen sehr beliebt, sie haften in der Regel gut und fest ohne einzuschnüren. Bei Strümpfen ohne Haftrand streichen Sie eine Art flüssigen Kleber auf die Haut – genau dort, wo der obere Rand des Strumpfes sitzt. Er hält dann an dieser Stelle. Der Kleber funktioniert wie ein Roll-on und ist sehr ergiebig (zirka 8 Euro pro Fläschchen, man kommt etwa ein halbes Jahr damit aus). Probieren Sie aus, mit welcher Variante Sie sich wohler fühlen.

An- und Ausziehhilfen: Wer sich beim Anziehen der Strümpfe schwer tut, wer bewegungsunfähig ist, hat auch die Möglichkeit, spezielle An- und Ausziehhilfen im Sanitätshandel zu kaufen.

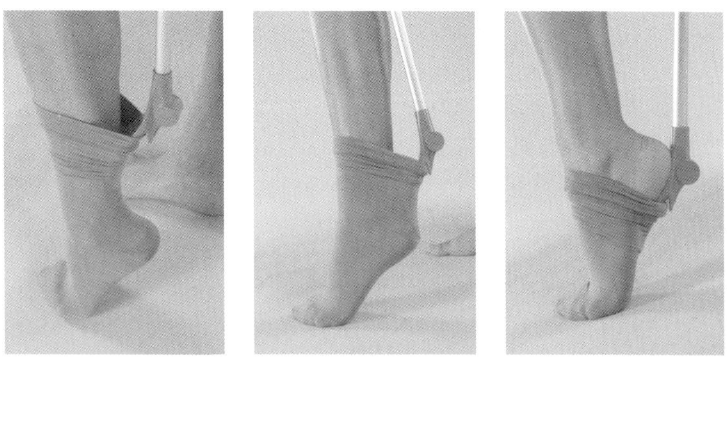

Fotos: medi Bayreuth

Bei diesen Hilfen gibt es mehrere Varianten, etwa eine Art Sack aus Ballonseide (Easy Slide, 29 Euro), eine Art Schuhlöffel mit einem „verlängerten Daumen" („Butler off" von Mediven, 21,90 Euro) oder eine spezielle Vorrichtung, auf die der Strumpf „aufgespannt" wird, sodass man nur mehr „hineinsteigen" muss. (Big Butler, 35 Euro).

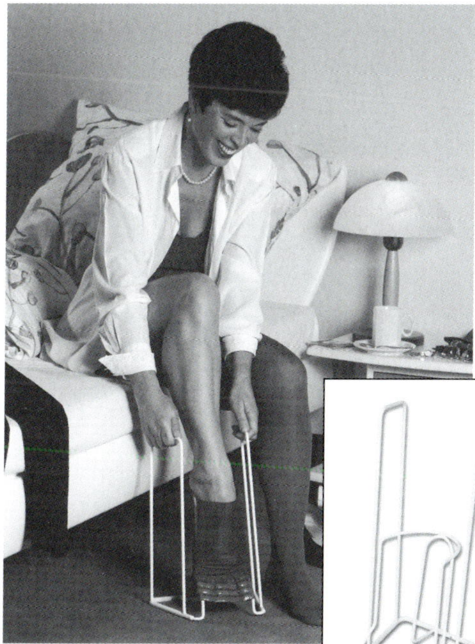

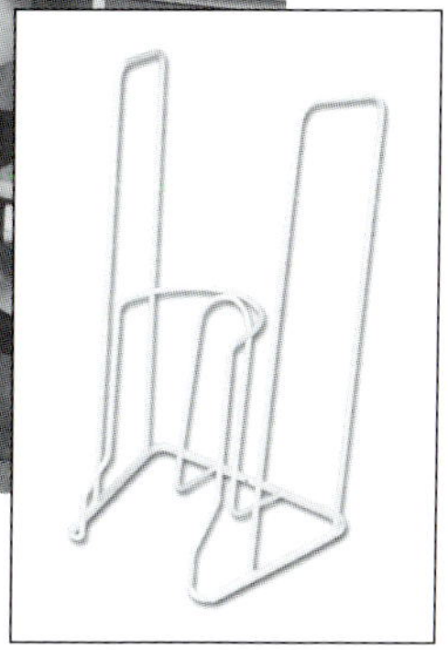

Fotos: medi Bayreuth

Hautpflege: Die Haut neigt unter den Strümpfen dazu, schuppig oder rissig zu werden. Das ist gefährlich, denn dadurch kann sich mit der Zeit im schlimmsten Fall ein „offenes Bein" bilden. Pflege ist daher besonders wichtig: Verwenden Sie abends eine fett- und feuchtigkeitshaltige Creme. Morgens können Sie darauf verzichten, denn Fett kann den Kompressionsstrümpfen schaden. Am besten wäre es, abends zu duschen und danach die Haut mit duftfreien Produkten zu pflegen – damit schränken Sie auch das Risiko ein, eine Allergie zu bekommen. Für die tägliche Pflege gut geeignet sind Öle wie Mandel-, Sonnenblumen- oder Olivenöl sowie Ringelblumensalbe, sofern keine Allergien bestehen. Gönnen Sie Ihren Beinen auch ab und zu ein Peeling, und verwöhnen Sie sie anschließend mit Pflegepackungen aus kaltgepresstem Olivenöl. Manchmal reagiert die Haut auf Kunstfasern wie Elastodien oder auf Farbstoffe allergisch. Dann müssen Sie sich vom Arzt Strümpfe aus anderen Materialien verordnen lassen.

Wer darf keine Kompressionsstrümpfe tragen?

Menschen,

- die an einer Durchblutungsstörung in der Beinarterie leiden,
- die unter schlecht behandelbarer Herzschwäche leiden,
- die allergisch auf Strümpfe reagieren.

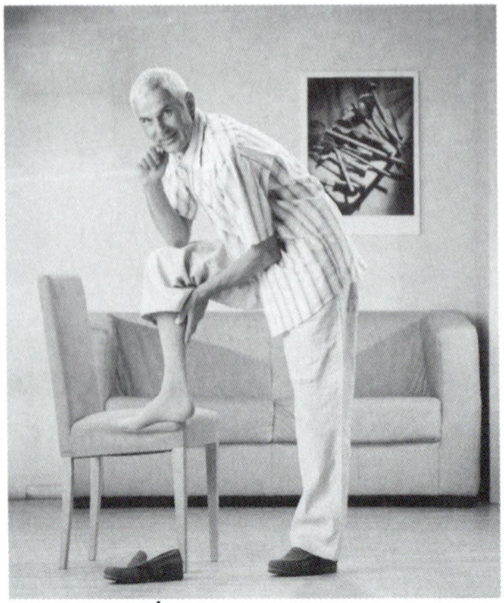

Foto: medi Bayreuth

Kompressionsstrümpfe für Männer. Zugegeben, Kompressionsstrümpfe sind kein modischer Eyecatcher. Besonders für Männer, die generell einen schwierigeren Zugang zu derartigen Heilbehelfen haben. Doch auch wenn die Beine im Normalfall unter langen Hosen verborgen sind – die gesundheitlichen Folgen bleiben nicht aus, wenn die Krampfadern nicht behandelt werden. Ohne Kompressionsbehandlung sind Operationen nur punktuelle Methoden, die jedoch keinen nachhaltigen Heilerfolg bieten.

Haare rasieren

Männer sollten die Haare in diesem Beinbereich rasieren, um optimalen Halt zu erzielen.

Es erhebt sich die Frage: Was ist peinlicher – die blau herausragenden, unbehandelten Krampfadern oder Kompressionsstrümpfe, die auf jeden Fall auch männliches Körperbewusstsein signalisieren.

Beinmanschetten (AIK)

Die Behandlung mit aufblasbaren Beinmanschetten ist kein Ersatz für eine Kompressionsbehandlung mit Verband oder Strumpf. Diese so genannten apparativen intermittierenden Kompressionen (AIK) sind bei schwer behandelbaren Fällen zu empfehlen. Bedenken sollten Sie jedoch, dass diese apparative Therapie eine erheblich kürzere Wirkung hat und sich nur als Zusatzbehandlung eignet, z.B. bei chronischen Venenerkrankungen. Besser geeignet als Zusatz ist jedoch eine manuelle Lymphdrainage.

Die Therapie ist sinnvoll

- bei primären Lymphödemen zusätzlich zur Kompressionstherapie,
- bei venösen Ödemen,
- bei Stauungszuständen aufgrund von Immobilisation,
- bei posttraumatischen Ödemen.

Einige Beinmanschetten wirken über ein Einkammersystem, das einen gleichmäßigen Druck auf das gesamte Bein ausübt; andere haben ein Mehrkammersystem (mit drei bis sechs Kammern), die sich nacheinander aufblasen und eher bei unkomplizierten Venenproblemen indiziert sind. Auch Beinmanschetten mit einem Vielkammersystem (ab zwölf Kammern) sind am Markt. Sie sind bei schwierigen Venenproblemen geeignet, besonders aber bei Lymphödemen.

Die apparative Kompressionstherapie ist ungeeignet für Patienten

- mit Lungenödem,
- mit akuter Venenentzündung,
- mit akuter Thrombose in der tiefen Vene,
- bei ausgedehnten Lymphödemen ohne vorherige manuelle Lymphdrainage,
- mit schwachem Herz,
- nach einem Herzinfarkt,
- mit Wasseransammlungen im Gewebe bedingt durch Herz- oder Nierenfunktionsstörungen,
- mit Verletzungen am Unterschenkel,
- mit Rotlauf,
- mit Metastasen in den Lymphknoten im Zuge einer Krebserkrankung.

Die Manschetten werden über die geschwollenen Beine gestülpt. Das geschieht im Liegen und dauert insgesamt etwa eine halbe Stunde. Die Beinmanschetten blasen sich von unten nach oben auf, eine leichte Druckwelle wandert vom Knöchel an aufwärts. Dann entweicht die Luft schlagartig, die Manschette erschlafft, das Ganze beginnt von vorne. Dabei kann der Druck auf das Bein entsprechend dosiert werden. Im Zuge der Behandlung wird das Bein rhythmisch zusammengepresst, die Venen und das umliegende Gewebe ebenso, der Effekt ist mit einer Kompressionsbehandlung vergleichbar. Man kann sich derartige Behandlungen verschreiben lassen oder ein eigenes Gerät – das jedoch sehr teuer ist – anschaffen. Sinnvoll ist diese Therapie als Thromboseprophylaxe, bei Schwellungen aufgrund von Krampfadern oder schwachen Venen, in der Schwangerschaft, bei offenem Bein oder bei Ödemen, die im Zuge von Lymphabflussstörungen entstanden sind.

Verödungsbehandlung (Sklerotherapie)

Bei der Verödungsbehandlung werden Arzneimittel in die Venen injiziert. Sie zerstören die inneren Wände der Krampfadern. Die Folge: An der Veneninnenwand wird künstlich eine Entzündung verursacht, die die Venenwände verklebt. Diese verschlossenen Blutgefäße werden vom Körper sukzessive abgebaut.

Was Sie vorher klären sollten

Der Arzt sollte die Funktion der oberflächlichen und tiefen Venen mithilfe der Doppler- und/oder Duplex-Sonographie prüfen.

Sie müssen jedoch nicht fürchten, dass es durch das Veröden zu einem „Blutstau“ in den Beinen kommt, da nur Venen behandelt werden, die keine Funktion mehr haben. Das Blut fließt in weiterer Folge durch die anderen – gesunden – Venen, die nicht erweitert sind, zum Herzen zurück.

Wie geht der Eingriff vor sich? Die Sklerosierungsbehandlung erfolgt ambulant, eine stationäre Aufnahme ist nicht erforderlich. Jede Krampfader wird mit einer Nadel angepiekst und das Verödungsmittel im Liegen oder in leicht schräg gekippter Lage in die Vene injiziert. Das kann ein bisschen unangenehm sein, tut aber meist nicht weh. Schmerzen sind in der Regel ein Alarmsignal, dass das Mittel nicht in die Blutbahn, sondern in das umliegende Gewebe gedrungen ist.

Es sind meist mehrere Sitzungen nötig, je nachdem, wie viele Krampfadern behandelt werden sollen. Achtung: Bei Schmerzen oder Verdacht auf Entzündungen sollten Sie sich umgehend an den Arzt wenden.

Eine Verödungstherapie sollte nicht durchgeführt werden, wenn

- der Patient nicht oder nur bedingt gehfähig ist – nach Injektion des Mittels muss der Betroffene spazieren gehen,
- eine akute Venenentzündung vorliegt, die Adern daher gereizt und empfindlich sind,
- die Krampfadern aufgrund von Wassereinlagerung in den Beinen oder Ödemen nicht genau sichtbar sind,
- Durchblutungsstörungen in den Beinarterien vorliegen,
- Herz-, Leber- oder Nierenfunktionsstörungen bestehen oder der allgemeine Gesundheitszustand schlecht ist.

Sklerosierungsmittel. In Österreich wird zur Sklerosierung meist Polidocanol verwendet, das als Schaumpräparat auch die Behandlung von großen Varizen möglich macht.

Risiken. Eine versehentliche Injektion in das umliegende Gewebe hat meist keine gravierenden Folgen. Wenn große Mengen mit hohem Druck in das Gewebe injiziert werden, kann es zu Komplikationen kommen. Störende braune Flecken entlang der Varizen sind Folgen einer überschießenden Entzündungsreaktion der Venenwand und des umgebenden Gewebes. Trotz Verwendung der richtigen Konzentration und der richtigen Menge sind sie manchmal nicht vermeidbar, verschwinden jedoch in fast allen Fällen nach einigen Monaten von selbst. Werden irrtümlich Arterien verödet, kann es zum Absterben von Gewebe kommen. Diese Komplikation ist glücklicherweise äußerst selten.

Was Sie vorher klären sollten

Wichtig ist, dass der Arzt mittels Duplex-Sonographie prüft, wie weitläufig die Venen schadhaft sind und in welchem Zustand sich die tiefen Venen befinden. Eine weitere Möglichkeit zur bildlichen Darstellung der Venen ist die Phlebographie *(Röntgenuntersuchung, ➜ Seite 24)*. Darüber hinaus sollte das Thromboserisiko *(➜ Seite 52 f.)* abgeklärt werden.

Patienten, die bereits eine tiefe Venenthrombose erlitten haben, sollten den behandelnden Arzt unbedingt über diese Tatsache aufklären.

Sklerotherapie mit Mikroschaum. Diese Methode hat sich in jüngster Zeit als sehr wirkungsvoll erwiesen. Sie ist eine Weiterentwicklung der Verödung. Dabei wird Schaum mit einer Nadel unter Ultraschallkontrolle in die Krampfader gespritzt; der Schaum füllt die Vene ganz aus, da das Blut verdrängt wird. Dadurch ist die Wirkung am Endothel stärker, und es ist auch eine Behandlung von Krampfadern möglich, die früher operiert werden mussten. Vorteil der Methode: Sie kann ambulant und ohne Lokalanästhesie in der Ordination des Facharztes durchgeführt werden. Darüber hinaus ist sie billiger.

Sklerotherapie mit Mikroschaum kann ambulant durchgeführt werden.

Das operative Entfernen (Stripping) von Krampfadern

Die Operation von Varizen hat trotz neuer Methoden nach wie vor ihren Platz in der Therapie von Krampfadern. Vor allem bei einer Stammvarikose der großen und kleinen Rosenader ist die Operation fast immer die beste und langfristig erfolgreichste Behandlungsmethode. Venen, bei denen die Klappen nicht mehr schließen und in denen sich das Blut ständig staut, sind für den Organismus eine Last. Und sie sind überflüssig, denn andere Venen können sie ohne weiteres ersetzen – und davon gibt es genug in unseren Beinen.

Bei diesem Eingriff wird der schadhafte Teil der Krampfader entfernt, gesunde Venenabschnitte sollten belassen werden. Die Operation erfolgt meist in Vollnarkose, ist aber auch mit Kreuzstich oder in Lokal-(Tumeszenz-)anästhesie möglich.

Keine Operation wenn

- eine Thrombose der tiefen Venen vorliegt oder diese stark geschädigt sind,
- arterielle Durchblutungsstörungen bestehen,
- das Bein durch Wassereinlagerungen stark geschwollen ist,
- eine Schwangerschaft besteht,
- hohes Alter ein Operationsrisiko ist.

Der Arzt setzt einen kleinen Schnitt (drei bis fünf Zentimeter) in der Leiste, über der Einmündung der Krampfader (Crosse) in die tiefe Vene. Dann wird die große Rosenader freigelegt und ebenso wie einmündende Seitenäste abgebunden und durchtrennt. Danach wird ein langer Draht in die Ader eingeführt und bis zum unteren Ende der Krampfader vorgeschoben. Durch einen kleinen Hautschnitt wird der Draht herausgezogen. Die Vene wird an den Draht gebunden und herausgezogen. Die Hautschnitte werden mit Nähten verschlossen. Danach werden Seitenäste mit kleinen Schnitten und speziellen Instrumenten entfernt (Miniphlebektomien). Abschließend wird ein Kompressionsverband angelegt. Ist die Wunde verheilt, kann man kleine Restvarizen mit einer Verödungstherapie behandeln.

Die Frage, ob es besser ist zu strippen oder zu veröden, muss in Zusammenschau aller Befunde beantwortet werden. Beide Methoden haben Vor- und Nachteile, Ihr Venenspezialist kann Sie genau aufklären. Veröden und Operation können sich jedoch auch ergänzen, dann nämlich, wenn die Operation allein nicht genügt, um alle Krampfadern zu „sanieren“.

Viele Varizenoperationen können ambulant vorgenommen werden, wenn bestimmte Voraussetzungen erfüllt sind. So sollten Sie unter 50 Jahre sein und keine weiteren Risiken für einen operativen Eingriff mitbringen. Günstig wäre es auch, wenn Ihr Wohnsitz in Krankenhaus-Nähe und die Klinik für Sie Tag und Nacht erreichbar wäre. Bedenken Sie auch, dass Sie nach der Operation jemanden zur Seite haben sollten, der Ihnen bei der Organisation des Alltags ein wenig hilft.

Minimalinvasive Verfahren

VNUS-Closure-Methode. Sie wird an speziellen Kliniken (z.B. an der Universitätsklinik für Dermatologie und Venerologie in Graz und Wien) angewendet. Die Behandlung erfolgt in Narkose oder örtlicher Betäubung. Unter Ultraschallsicht wird die Varize unterhalb des Knies oder am Knöchel punktiert, und ein Katheter wird in der Vene bis zur Einmündung der Varize in die tiefe Beinvene vorgeschoben. An der Spitze des Katheters befinden sind beheizbare Elektroden, die sich an die Venenwand anlagern. Beim langsamen Zurückziehen des Katheters wird die Krampfader „verschweißt". Diese Methode ist gut geeignet bei Venen, die bis zu 16 Millimeter Durchmesser haben, wenn sie nicht zu geschlängelt verlaufen.

Endovenöse Obliteration. Diese Punktionstechnik ist der VNUS-Closure-Methode ähnlich. Eine Laserfaser wird bis zur Mündung der Varize vorgeschoben. Die Temperatur ist jedoch viel höher als bei der VNUS-Methode, die Zeit des Eingriffes wird so deutlich kürzer. Das Blut bzw. die Venenwand wird erhitzt, das schadhafte Gefäß „verkocht". Bei dieser thermischen Methode bleiben auch keine Narben zurück.

Diese Technik mit Laser verkürzt die Zeit des Eingriffs.

Miniphlebektomie – Entfernung kleiner Krampfadern. Bei Vorliegen von Seitenastvarizen kann eine Miniphlebektomie, also eine Entfernung kleinerer Krampfadern, über mehrere kleine Schnitte in lokaler Betäubung durchgeführt werden. Der Arzt ritzt die Haut mit einem winzigen (zwei bis drei Millimeter langen) Schnitt ein und zieht die Adern mit einem Häkchen heraus. Die Schnitte müssen nicht genäht werden und heilen praktisch narbenfrei.

Komplikationen gibt es selten. Es kann jedoch vorkommen, dass Nerven, die nahe an der Oberfläche liegen, durchtrennt werden. Das ruft an den betroffenen Stellen ein Taubheitsgefühl hervor, das im Allgemeinen jedoch unproblematisch ist.

Wie finde ich einen guten Spezialisten?

An Kliniken, in denen Venenoperationen mehrmals täglich am Programm stehen, darf man von einer gewissen Routine des Ärzteteams ausgehen.
Ideal ist es, wenn Sie ein Krankenhaus finden, das eine Spezialabteilung für Gefäßchirurgie oder Phlebologie hat. Erkundigen Sie sich auch bei Fachgesellschaften (Venen-Liga etc., siehe Anhang), und vertrauen Sie auf den Rat Ihres Arztes.
Privatkliniken sind meist nicht besser oder schlechter als andere Krankenhäuser, in denen die Kassen die vollen Leistungen bezahlen, allerdings meist komfortabler.
Erkundigen Sie sich, ob das Krankenhaus die erforderlichen Voruntersuchungen anbietet. Informieren Sie sich, ob routinemäßig eine Phlebographie *(➜ Seite 24)* durchgeführt wird. Ist das der Fall, könnte es ein Qualitätsmangel sein, denn heute wird sie meist durch die Duplex-Sonographie ersetzt. Wird sie hingegen begründet eingesetzt, ist das ein Zeichen verantwortungsbewussten Handelns.
Müssen Sie bereits beim Vorstellungsgespräch eine Anzahlung leisten, sollten Sie die Klinik wechseln. Solche Praktiken sind nur üblich, wenn die Krankenkassen die Kosten der Behandlung nicht übernehmen bzw. bei Schönheitsoperationen.
Erkundigen Sie sich nach den Operationstechniken, und hinterfragen Sie vorsichtig eventuell propagierte „neue", „nur in diesem Krankenhaus" durchgeführte Anwendungen. Es könnte sich um Versuche bzw. unausgereifte Methoden handeln.

Die Phlebektomie ist nicht sinnvoll, wenn die Venenklappen an der Crosse nicht richtig schließen. In diesem Fall ist eine normale Operation erforderlich.

Nach dem Eingriff werden die Beine bandagiert. Nach etwa zehn Tagen können die Fäden gezogen werden, spätestens dann wird auch der Kompressionsverband gegen Kompressionsstrümpfe getauscht.

„Schnittfreie" Operationen. Immer wieder können Sie lesen, dass es angeblich „schnittfreie" Operationstechniken gibt. Das stimmt so nicht. Eine Operation ist immer mit einem Schnitt in die Haut verbunden, ob groß oder klein.

Mit dem Begriff „schnittfrei" sind Techniken gemeint, bei denen die Krampfadern durch mehrere Nadelstiche in die Haut – also nicht durch Schnitte wie bei der Phlebektomie – entfernt werden. Der Arzt sticht mit einer gebogenen Nadel unter der Krampfader hindurch, umschlingt sie mit einem Faden und zieht sie durch einen der Stiche heraus. Mit dieser Methode lassen sich vor allem kleine Krampfadern entfernen. Liegen viele große Krampfadern vor oder ist die große Rosenader betroffen, ist diese Methode alleine wenig Erfolg versprechend.

Medikamente

Obwohl Medikamente Varizen nicht heilen können, sind sie doch oft hilfreich bei der Linderung durch Krampfadern verursachter Beschwerden. All diese Arzneimittel sollen die Venenwand straffen oder das Gewebe vor Wassereinlagerungen schützen beziehungsweise entwässernd wirken. Die Wirkung von Medikamenten erfolgt also über die so genannte Venentonisierung (Straffung) und Ödemprotektion (Schutz). Durch Verringerung des Venendurchmessers kommt es zu einer Beschleunigung des Blutflusses. Längere tonisierende Wirkung haben Substanzen wie Triterpenglycoside, Ruscusglycoside und Rutoside gezeigt.

Ödemprotektiva sind Substanzen, die die Durchlässigkeit der Venenwand für Flüssigkeit und Eiweiß erschweren und so Ödeme verringern sollen. Diese Mittel bestehen zum größten Teil aus pflanzlichen Extrakten, es gibt aber auch synthetisch hergestellte Produkte wie Flavonoide (Rutin, Hesperidin, Diosmin), Steroidglycoside (Suscusglycoside aus Mäusedornwurzelstock), Triterpensaponine (Aescein aus Rosskasta-

Wirken Salben und Cremen?

Venenmedikamente in Salben- oder Gelform wirken meist über ihre pflegende oder kühlende Wirkung und über Massageeffekte, die besonders bei geschwollenen Beinen angenehm sind. Der Einfluss auf die Venen sollte aber nicht überschätzt werden.

niensamenextrakt) oder Cumarin. Venenmedikamente können andere therapeutische Maßnahmen wie beispielsweise die Kompressionstherapie unterstützen, diese aber auf keinen Fall ersetzen.

Entwässernde Mittel (Diuretika) sollten bei venösen Beinödemen nicht eingesetzt werden, da sie bei längerem Gebrauch zu Störungen im Wasserhaushalt führen, weil damit auch wichtige Salze (Natrium, Kalium, Magnesium) ausgeschieden werden.

Alternative Therapien

Alternative Therapien werden nur zusätzlich zu den klassischen angewendet.

Bei Krampfadern können alternative Therapien nur zusätzlich angewendet werden. Sie ersetzen weder Operation noch Kompressionstherapie.

Akupunktur. Kann Schmerzen lindern und die Durchblutung fördern.

Heileurythmie. Eine Kombination aus Lauten, Tönen und Bewegung. Sie zählt zur antroposophischen Medizin. Sie kann den Flüssigkeitshaushalt im Körper normalisieren.

Homöopathie. Die Homöopathie ist eine spezifische Reiztherapie mit dem Ziel, die Selbstheilungskräfte des Körpers anzuregen. Im Hinblick auf Venenerkrankungen gibt es jedoch noch keine wissenschaftlichen Daten zu deren Wirkung (Gift der Klapperschlange und der Kreuzotter).

Blutegeltherapie. Der Blutegel (Hirudo medicinalis officinalis) wird schon seit Jahrtausenden zu therapeutischen Zwecken verwendet. Heute kommen die etwa fünf Zentimeter langen Tiere meist aus Zuchtanstalten und sind mit einem Gesundheitszeugnis versehen. Der Blutverlust durch das Saugen des Tieres und die verlängerte Nachblutung entsprechen einem sehr sanften und langsamen Aderlass mit Abnahme der Blutkörperchen, Eiweißverlust und lokaler Entstauung. Die Methode kann bei Venenentzündungen hilfreich sein.

Vorbeugung

Wer die Veranlagung zu Krampfadern geerbt hat, kann ihre Entstehung nur verzögern, nicht aber verhindern. Die beste Prophylaxe ist aus medizinischer Sicht die SS/LL-Faustregel: Liegen und laufen ist besser als sitzen und stehen; vor allem, wenn eine genetische Disposition besteht. Auch wer viel stehen oder sitzen muss, sollte diese Faustregel besonders befolgen. Günstig ist es auch, zwischendurch die Beine hochzulagern, idealerweise über Herzniveau. Um die venöse Muskelpumpe zu aktivieren, sollte man mehrmals täglich – besonders in der Schwangerschaft – Venengymnastik wie Zehenstände oder die Zehen hochziehen praktizieren. Wandern, Walken, Joggen oder Schwimmen sowie jede Art gezielten Beintrainings sind hilfreich. Eine Stunde Sport pro Woche ist jedoch zu wenig, Regelmäßigkeit auch hier oberstes Gebot.

Ernährung ist ein wichtiger Faktor. Obsttage und entwässernde Nahrungsmittel ergänzen eine sinnvolle Prophylaxe.

Bewegung ist wichtig: Spazierengehen, Radfahren, Tanzen, Gymnastik oder Schwimmen sind ideal. Ebenso Kneippsche Anwendungen wie Schenkelgüsse von den Füßen bis zu den Oberschenkeln (mit der rechten Ferse beginnen) und Beinwickel mit in kaltem Wasser getränkten Tüchern, dem Heilerde, Topfen, Zinnkraut oder Essig zugesetzt werden kann.

Schuhe mit hohen Absätzen vermeiden, da sie die Beweglichkeit des Knöchels einschränken und so die Wadenmuskelpumpe blockieren. So viel wie möglich barfuß gehen. Ungünstig sind Kniestrümpfe, die abschneiden oder einschnüren.

Wenn sich längeres Stehen nicht vermeiden lässt, immer mal wieder auf die Zehenspitzen stellen. Beim Sitzen von Zeit zu Zeit mit den Füßen wippen und kreisen.

Ernährungstipps

- Reduzieren Sie tierische Fette.
- Essen Sie täglich Gemüse und Obst.
- Brot, Reis, Nudeln und Müsli – in Maßen gegessen – sind günstig.
- Trinken Sie reichlich, mindestens zwei Liter pro Tag (Wasser oder ungesüßten Tee).
- Verzichten Sie auf Alkohol, er behindert die Fettverbrennung und hat viele Kalorien.

Auf langen Reisen Kompressionsstrümpfe tragen.

Das Heben oder Tragen schwerer Lasten vermeiden. Der Druck, der beim Pressen entsteht, führt in den Venen zur Blutstauung.

Bei erblicher Disposition sollte man schon in jungen Jahren (zwischen 25 und 30) die Beine von einem Venenspezialisten untersuchen lassen. Je früher die Neigung erkannt wird, desto zielgerichteter kann man behandeln.

Bei sitzenden Berufen die Beine gelegentlich auf einen zweiten Stuhl hochlegen. Günstig ist es auch, auf einem Schreibtischsessel einen etwa sieben Zentimeter hohen Keil zu platzieren. Dadurch ist die Hüfte höher als die Knie. Das entstaut die Beckenvenen und fördert die Durchblutung in den Beinen.

Bei stehenden Berufen: Schaffen Sie sich einen Stehsitz (wie ihn auch Friseure oder Dirigenten haben) an. Legen Sie die Beine zu Hause öfter mal hoch.

Thrombose

Wenn sich in einer tiefen Vene ein Blutgerinnsel (Thrombus) bildet und die Ader teilweise oder komplett verschließt, sodass das Blut nicht mehr abfließen kann, bezeichnen Mediziner dies als Thrombose. Am häufigsten ereignet sie sich in den tiefen Bein- und Beckenvenen. Oftmals bilden sich die Gerinnsel in mehreren Venen und in verschiedenen Etagen, nur sehr selten an einer einzigen Stelle. Besonders häufig entstehen sie in den Unterschenkelvenen oder in der Kniekehlenvene (Vena poplitea).

Thrombosen kommen am häufigsten in den tiefen Bein- und Beckenvenen vor.

Bei etwa zwei Drittel der Patienten mit einer Beckenvenenthrombose ist nur das linke Bein betroffen, bei zehn Prozent sind es beide Beine gleichzeitig. Bei Beinvenenthrombosen gibt es zwischen rechtem und linkem Bein keine Unterschiede. Die Loslösung eines solchen Gerinnsels und seine Verschleppung in die Lungenendstrombahn wird als Lungenembolie bezeichnet.

Thromboembolische Erkrankungen sind die dritthäufigste Todesursache und führen viermal so häufig zum Tod wie Verkehrsunfälle. In Österreich erleiden ein bis zwei von 1000 Personen pro Jahr eine Thrombose, wobei das Risiko mit zunehmendem Lebensalter ansteigt.

Alarmsignale für das Vorliegen einer tiefen Beinvenenthrombose sind:

- Druckschmerz beim Auftreten,
- Rötung, Überwärmung und Schwellung der betroffenen Extremität,
- Schweregefühl im Bein,
- diffuse Schmerzen am ganzen Bein,
- Schmerzen entlang der Venenverläufe,
- Schwellungen am Fußknöchel, vor allem rechts und links von der Achillessehne,
- muskelkaterähnliche Schmerzen in der Wade.

Die Symptome sind relativ unspezifisch und von Fall zu Fall sehr verschieden. Nehmen Sie solche Beschwerden immer ernst. Wenn Sie nicht zum Arzt gehen oder eine Thrombose verschleppen, drohen eine lebensgefährliche Lungenembolie und/oder die unangenehmen und lebenslangen Folgen des postthrombotischen Syndroms oder einer chronisch venösen Insuffizienz.

Es kann allerdings auch sein, dass Sie gar nichts spüren, dass also die Thrombose überhaupt keine Beschwerden verursacht. Jede zweite Thrombose wird weder von Ärzten noch von den Patienten bemerkt. Oft wissen Sie dann erst aufgrund der Folgen oder aufgrund einer genauen Venendiagnostik, dass Sie einmal eine Thrombose hatten.

Thrombosen müssen keine Schmerzen verursachen.

Möglichkeiten der Diagnose. Lassen Sie Ihr Bein von einem Arzt genau untersuchen. Beträgt die Umfangdifferenz der Beine an verschiedenen Mess-Stellen zwei Zentimeter oder auch mehr, so ist dies ein Hinweis, dass eine Thrombose vorliegen könnte.

Zusätzlich kann ein D-Dimer-Test – ein einfacher Bluttest – durchgeführt werden. Er gibt Aufschluss über das Vorliegen von Fibrinspaltprodukten. Ist der Test negativ, kann eine Thrombose mit großer Wahrscheinlichkeit ausgeschlossen werden; ist er positiv, muss jedoch keine Thrombose vorliegen, da viele andere Faktoren und Zustände einen positiven D-Dimer-Test ergeben können.

Bei Verdacht auf Thrombose sollte sofort ein Kompressionsverband angelegt werden.

Die erste Maßnahme bei Verdacht auf Thrombose ist ein fester Kompressionsverband. Sinnvoll ist es, in der Folge gerinnungshemmende Medikamente, in diesem Fall niedermolekulares Heparin in therapeutischer Dosis, zu verabreichen. Ob eine Thrombose vorliegt, sollte dann umgehend mittels bildgebender Diagnostik untersucht werden.

Die Ultraschalluntersuchung *(Duplexsonographie, ➜ Seite 23)* liefert Informationen über Ausdehnung und Größe des Gerinnsels. Ein Venenröntgen *(Phlebographie, ➜ Seite 24)* sollte durchgeführt werden, wenn eine Duplex-Untersuchung nicht möglich ist. Bei der Phlebographie wird ein Kontrastmittel in eine Vene am Fußrücken gespritzt.

Entstehung

Thrombosen entstehen, wenn Veränderungen im Rahmen der so genannten Virchowschen Trias vorliegen. Diese beschreibt jene drei Ursachen, die zu Thrombosen führen können, nämlich wenn 1. Schäden an der Gefäßwand vorhanden sind, 2. Abweichungen in der Blutgerinnung bestehen oder 3. eine so genannte Stase vorliegt, das Blut also nicht schnell genug fließt.

Schäden an der Gefäßwand können beispielsweise im Anschluss an eine Verletzung auftreten. Im Zuge der Aktivierung des Blutgerinnungssystems lagern sich Blutplättchen (Thrombozyten) an der defekten Stelle der tiefen Vene ab und setzen bestimmte Stoffe (Fibrinogen, Thromboxan As, Adenosidiphosphat, Thrombin) frei. Weitere Thrombozyten lagern sich an, und es bildet sich ein Klumpen aus Blut und Blutbestandteilen, der sukzessive wächst und schließlich die Vene verschließt.

Kleine Blutgerinnsel kann der Körper selber auflösen. Dafür sorgen Enzyme und gerinnungshemmende Faktoren, die bereits vorhandenes Fibrin auflösen. Ist die Balance zwischen Blutgerinnung und Gerinnungshemmung gestört oder wird die Gerinnung gefördert – wie etwa durch Bewegungsmangel –, kann es zu einer Thrombose kommen. Je früher sie entdeckt wird, desto geringer ist die akute Gefahr, und auch Spätschäden kann durch eine frühe Therapie vorgebeugt werden. Erste Anzeichen sollten daher ernst genommen werden.

Risikofaktoren für Thrombosen sind:

Alter,
frühere Thrombose,
Krampfadern,
Übergewicht,
bösartiger Tumor,
Hormone (Pille oder Hormonersatztherapie),
Schwangerschaft,
angeborener Mangel an gerinnungshemmenden Stoffen.

Thromboseauslöser sind:

Operationen,
Verletzungen/Unfälle,
Entbindung,
Immobilisierung (beispielsweise durch Gips),
langes Sitzen (Reisen),
Überanstrengung.

Operationen der großen Gelenke (Hüft- oder Kniegelenk) oder Operationen im Bereich der Neurochirurgie sind häufig Auslöser einer Thrombose. Patienten, die für längere Zeit bettlägerig sind, und Patienten mit Gipsverbänden erhalten daher eine Thromboseprophylaxe. Die Symptome am Bein sind oft gering und können leicht übersehen werden, vielfach ist die Lungenembolie das erste Anzeichen, sie kann jedoch bereits tödlich verlaufen. Patienten mit entsprechender Vorgeschichte oder gehäuftem Auftreten von Thrombosen in der Familie sollten auf eine familiär bedingte Störung des Gerinnungssystems untersucht werden.

Gerinnungshemmende Faktoren sind unter anderem Antithrombin III, Protein C, Protein S. Der Organismus stellt diese Stoffe entweder in zu geringem Maß her oder er verbraucht sie in zu großem Maß. Er ist nicht in der Lage, auf den Gerinnungshemmstoff zu reagieren, man spricht von APC-Resistenz („aktiviertes Protein C"). Die APC-Resistenz (Faktor V Leiden), ein angeborener Risikofaktor, ist die häufigste Gerinnungsstörung und tritt bei sechs bis acht Prozent der Bevölkerung auf.

Risiko Schwangerschaft. Die Mehrbelastung der Venen durch die aufs Anderthalbfache gesteigerte Blutmenge fördert das Thromboserisiko. Dieses ist gegenüber einer gleichaltrigen nicht schwangeren Frau um das Fünffache erhöht. Statistisch gesehen erleidet eine von 200 Schwangeren während dieser neun Monate eine Thrombose der tiefen Beinvene. Vorbeugen kann man mit Kompressionsstrümpfen. Bei Schwangeren mit einer Thromboseanamnese kann man zusätzlich ein niedermolekulares Heparin verabreichen. Marcoumar ist in der Schwangerschaft verboten, weil es die Plazenta durchdringen und den Embryo schädigen kann.

Risiko Pille. Eine hormonelle Kontrazeption ist mit einem etwa vierfach erhöhten Thromboserisiko verbunden. Bei mehreren Risikofaktoren (z.B. Übergewicht und Pille und Gerinnungsstörung) steigt das Risiko durch Multiplikation der einzelnen Faktoren.

Behandlung

Bleibt die Thrombose unbehandelt, kann es zu einer Lungenembolie kommen. Ungefähr 50 Prozent aller Thrombose-Patienten haben eine meist klinisch stumme Lungenembolie, das heißt, sie bemerken diese Veränderung in ihrem Körper gar nicht. Wird eine Thrombose diagnostiziert, können die Patienten heute in vielen Fällen schon zu Hause therapiert werden. Je nach Körpergewicht wird ihnen dazu niedermolekulares Heparin verabreicht. Durch das Anlegen eines festen, gut sitzenden Kompressionsverbandes werden einerseits die Schmerzen und die Schwellungen reduziert, andererseits wird die Häufigkeit von Spätkomplikationen verringert. Wenn der Patient zum Zeitpunkt der Diagnose mobil war, ist Bettruhe nicht nötig. Die Therapie mit niedermolekularem Heparin wird nach einigen Tagen auf eine Tablettentherapie (Marcoumar oder Sintrom) umgestellt, die über längere

Vorsicht!

Muss die Blutgerinnung in kurzer Zeit wiederhergestellt werden (wenn eine Operation bevorsteht oder ein Zahn gezogen wird), müssen Sie die Medikamente in Absprache mit dem Arzt sukzessive absetzen. Wird das Medikament abrupt abgesetzt, besteht erneute Thrombosegefahr. Tragen Sie immer einen Ausweis mit sich, dass Sie derartige Mittel erhalten, sodass im Falle eines Notfalles der behandelnde Arzt informiert ist.

Zeit erfolgen muss. Regelmäßige Kontrollen der Blutgerinnung sind nötig, um die Dosis richtig anzupassen. Ist sie nämlich zu gering, steigt das Thromboserisiko, ist sie zu hoch, steigt das Risiko, eine Blutung zu erleiden. Es gibt auch die Möglichkeit, mittels eines speziellen Gerätes die Einstellung selbst zu kontrollieren. Vor allem jüngere Menschen schätzen diese Möglichkeit und kommen gut mit dem Test zurecht.

Keine Antikoagulantien dürfen Patienten einnehmen, die ein
akutes Magen- oder Zwölffingerdarmgeschwür haben,
Nierensteine haben,
unter einer Blutkrankheit leiden,
zu Blutungen neigen,
einen Schlaganfall hatten, der nicht auf ein Blutgerinnsel zurückzuführen war,
schwanger sind oder stillen.

Eine medikamentöse Auflösung der Thrombose (Thrombolyse) kann bei jüngeren Patienten (bevorzugt unter dem 65. Lebensjahr) in Erwägung gezogen werden. Sie ist aber nur bei frischen, höchstens sieben Tage alten Thrombosen oder ausgedehnten Thrombosen sinnvoll.

Der Vorteil der Thrombolyse ist, dass sich das Gerinnsel völlig auflösen lässt. Dadurch kann späteren Komplikationen und möglichen Folgen (wie etwa einem postthrombotischen Syndrom) vorgebeugt werden. Das Risiko einer Blutung ist im Falle einer Thrombolyse jedoch wesentlich erhöht, Nutzen und Risiko müssen mit dem Patienten ausführlich besprochen werden. Diese Methode sollte außerdem nur von medizinischen Zentren mit entsprechender langjähriger Erfahrung angewendet werden.

Es besteht die Möglichkeit, durch Thrombolyse Gerinnsel aufzulösen.

Große Blutgerinnsel können auch operativ entfernt werden. Der Arzt legt die betroffene Vene frei und öffnet sie. Das Gerinnsel wird dann so schonend wie möglich herausgequetscht. Die chirurgische Entfernung eines Gerinnsels ist aber aufgrund des noch höheren Blutungsrisikos nur extrem selten sinnvoll.

Lungenembolie

Eine Lungenembolie wird oft nicht erkannt.

Lungenembolien gehören zu den Herz-Kreislauf-Erkrankungen, die vielfach übersehen werden, weil die Symptome als momentanes Unwohlsein, leichte Bronchitis oder Lungenentzündung abgetan werden. Die Beschwerden sind oftmals so allgemein, dass an eine Embolie gar nicht gedacht wurde. Bei vielen tiefen Beinvenenthrombosen löst sich aus dem noch nicht fest mit der Venenwand verwachsenen Blutgerinnsel innerhalb der ersten Tage ein Thrombus-Stückchen ab und wird mit dem Blut weggeschwemmt. Es gelangt aus den Beinen in die große Hohlvene, von dort in die rechte Herzkammer und danach über die Lungenschlagader in die Lunge, wo es irgendwo in einer kleineren Ader stecken bleibt und diese verstopft. Je nachdem, wie groß das Gerinnsel ist, blockiert es dort die Durchblutung und damit auch die Atmung. Schlimmstenfalls kommt es sofort zum Tod.

Glimpflicher geht es ab, wenn der Thrombus nur ein kleines Blutgefäß blockiert, sodass keine ernsten Folgen zu befürchten sind. Etwa die Hälfte aller tiefen Beinvenenthrombosen verursacht solche „Mikro“-Embolien, davon macht sich aber nur etwa ein Viertel mit Beschwerden bemerkbar, die anderen verlaufen „stumm“, ohne Symptome. Bei frischen Thrombosen ist die Gefahr einer Embolie am größten.

Zu den ersten Anzeichen zählen:

- akuter Schmerz in der Brust, der beim Atmen bestehen bleibt,
- plötzliche Atemnot,
- Kreislaufschwäche,
- Herzrasen,
- Schmerzen im Bauch oder Oberkörper, die schlagartig auftreten und beim Atmen stärker werden,
- Angstgefühl.

Die Behandlung der Lungenembolie ist in den meisten Fällen identisch mit der Therapie der Thrombose. Nur bei massiven Symptomen ist eine Thrombolyse als Notfalltherapie angezeigt.

Postthrombotisches Syndrom

Fast immer hinterlässt eine Thrombose ihre Spuren, am häufigsten in Form von Blutabflussstörungen. Dort, wo das Blutgerinnsel mit der Venenwand verwachsen ist, bilden sich Narben, sodass die Venenklappen oft auf längeren Strecken nicht mehr richtig schließen. Defekte Venenklappen in der Leitvene sind jedoch viel problematischer als zum Beispiel in der großen Rosenader, weil die tiefen Venen nicht gestrippt oder herausoperiert werden können. Das Blut kann also gar nicht mehr richtig abfließen, es staut sich ständig in den Beinen. Dadurch kommt es zu einer permanenten Drucküberlastung der Gefäße, die sich bis ins Gewebe fortsetzt. Die gefürchtetste Spätkomplikation ist das venöse Beingeschwür. Alle diese Abflussstörungen und ihre Folgen bezeichnen Ärzte als „postthrombotisches Syndrom".

Bei einem Drittel der Thrombosepatienten bildet es sich innerhalb von fünf Jahren heraus, etwa jeder Zehnte bekommt ein chronisches Geschwür *(„ulcus cruris", offenes Bein,* *➜ Seite 65**)*. Je höher, also je näher sich die Thrombose ereignet hat und je mehr Venen betroffen waren, desto größer ist die Gefahr, dass ein „offenes Bein" entsteht.

Um einem postthrombotischen Syndrom vorzubeugen, ist eine konsequent durchgeführte Kompressionstherapie unerlässlich. Wenn Patienten im Anschluss an eine Thrombose ein Jahr lang Kompressionsstrümpfe tragen, können sie das Risiko, ein postthrombotisches Syndrom zu entwickeln, um die Hälfte reduzieren. Wenn Sie eine Thrombose mit Folgeschäden haben, können und dürfen Sie auf eine Kompressionsbehandlung nicht verzichten. Bedenken Sie, dass die Entstehung eines schlecht heilenden Geschwürs wesentlich schlimmer ist, als täglich Kompressionsstrümpfe zu tragen.

Im Anschluss an eine Thrombose sollten noch lange Kompressionsstrümpfe getragen werden.

Zur Vorbeugung empfiehlt sich ausreichende Bewegung, sodass die Muskelpumpe in Arbeit ist. Die Venen bleiben dadurch elastisch. Nach einer Operation ist die Gabe von Heparin und das Tragen der Strümpfe für einige Wochen sinnvoll.

Reisethrombose

Lange Reisen, ununterbrochenes Sitzen, Langstreckenflüge sind mit einem Thromboserisiko verbunden. Unter einer Reisethrombose versteht man, dass sich während einer langen Reise ein Blutgerinnsel in den Beinvenen bildet. Aufgrund von Bewegungsmangel und dem Sitzen mit abgewinkelten Beinen staut sich das Blut in den Beinen, die Blutkörperchen klumpen zusammen. Wissenschaftlichen Studien zufolge (Sydney Airport Studie) liegt das Risiko bei 0,6 Fällen pro 10.000 Flugreisende. Eine andere wissenschaftliche Untersuchung aus Newcastle kam auf zwei bis drei solcher Zwischenfälle pro 10.000 Passagiere nach Langstreckenflügen. Das Risiko, eine Reisethrombose zu erleiden, steigt bei Flügen mit über fünf Stunden Dauer an. Betroffen sind vor allem Menschen, die älter als 60 Jahre sind, aber auch Krampfadern oder die Einnahme von oralen Verhütungsmitteln (Pille) erhöhen das Risiko weiter.

So beugen Sie einer Reisethrombose vor

Aktivieren Sie Ihre Wadenmuskulatur durch Auf- und Abbewegen des Fußes und des Sprunggelenks.
Gehen Sie jeweils im Halbstundentakt ein paar Schritte.
Nehmen Sie ausreichend Flüssigkeit zu sich (außer schwarzen Tee, Kaffee, Alkohol).
Vermeiden Sie Schlafmittel.

Die Risikofaktoren im Einzelnen:

Niedriges Risiko. Jede vielstündige Reisedauer in vorwiegend sitzender Haltung bei Personen, die ansonsten keine Risikofaktoren aufweisen.

Mittleres Risiko. Zusätzlich zur vielstündigen Reise das Vorliegen einer Schwangerschaft oder die Zeit nach der Entbindung oder wenn Sie mindestens zwei der folgenden Gruppen angehören:

- Reisende, die über 60 Jahre alt sind,
- Patienten, die an einer Herzerkrankung leiden,

- Patienten mit stärkeren Krampfadern,
- Frauen, die die Pille einnehmen oder eine Hormonersatztherapie absolvieren,
- Personen mit Übergewicht bzw. mit einem Body Mass Index über 30,
- Reisende, die zu wenig Flüssigkeit aufnehmen oder einen verstärkten Flüssigkeitsverlust (Durchfälle, Erbrechen) erlitten haben.

Hohes Risiko (zusätzlich zur Reise).
- wenn früher eine Thrombose aufgetreten ist,
- wenn eine Thromboseneigung in der Familie besteht,
- wenn ein Fuß in Gips ist,
- wenn eine Krebserkrankung vorliegt.

Bei mittlerem Risiko ist zusätzlich das Tragen von Kompressionsstrümpfen der Klasse I–II sinnvoll. Nur bei Personen mit hohem Risiko sollte zusätzlich zu Bewegung und Strümpfen ein niedermolekulares Heparin verwendet werden, welches eine Stunde vor Reiseantritt injiziert wird.

Venenentzündungen (Thrombophlebitis)

Etwa 3 bis 11 Prozent der Venengesunden und bis zu 30 Prozent der Patienten mit Krampfadern erleiden irgendwann in ihrem Leben eine oberflächliche Venenentzündung (Thrombophlebitis). Diese entsteht, wenn oberflächliche Venen durch ein Blutgerinnsel verschlossen werden. Bis zu 30 Prozent aller Patienten mit einer oberflächlichen Venenentzündung haben zur gleichen Zeit eine tiefe Venenthrombose. Aus diesem Grund sollte bei jedem Patienten mit einer Thrombophlebitis eine Duplex-Ultraschalluntersuchung durchgeführt werden.

Auch bei oberflächlicher Venenentzündung sollte eine Duplex-Ultraschalluntersuchung erfolgen.

Symptom einer Venenentzündung ist ein stark schmerzender, geröteter, entzündeter, verhärteter Strang entlang einer Krampfader. Aufgrund des verlangsamten Blutflusses in Krampfadern treten Venenentzündungen dort häufiger auf als in gesunden

Venen. Durch Verletzungen, bei Gerinnungsstörungen und als Begleiterscheinung bösartiger Tumore können sie aber auch in gesunden Venen auftreten.

Bei Venenentzündung sind Kompressionsbehandlung und viel Bewegung sehr wichtig.

Erste und wichtigste Maßnahme ist die Kompressionsbehandlung. Unterstützt wird diese Therapie durch Bewegung (viel Gehen), um eine Beschleunigung des Blutflusses zu bewirken und eine raschere Auflösung des Gerinnsels zu fördern. Die exakte Anlage eines Verbandes führt in den meisten Fällen zu einer prompten Schmerzlinderung. Eine Stichinzision kann durchgeführt werden, wenn der Thrombus nicht älter als sieben Tage ist. Dabei wird die Vene vom Arzt leicht angeritzt und der Thrombus herausgepresst. Im Anschluss erfolgt eine Kompressionstherapie für die Dauer von ein bis zwei Wochen. Liegt die Entzündung in der Nähe der Einmündung der oberflächlichen Vene in eine tiefe Beinvene, sollte zusätzlich niedermolekulares Heparin in therapeutischer Dosis über 10 bis 20 Tage verabreicht werden.

Bewegung und das Tragen von medizinischen Kompressionsstrümpfen sind für gefährdete Patienten eine unverzichtbare Maßnahme.

Chronische Venenschwäche (venöse Insuffizienz CVI)

Wenn die Beinvenen nicht mehr voll funktionieren, staut sich das Blut in den Beinen. Solche „Abflussstörungen" führen dazu, dass das Gewebe nicht richtig entgiftet wird. Es kommt zu Ödemen und damit zu massiven Umbauprozessen, die bewirken, dass die Haut dünner und anfälliger für Verletzungen wird.

Die Symptome scheinen anfangs noch ziemlich harmlos. Es beginnt mit müden, schweren Beinen, die nachmittags oder abends meist anschwellen. In der Folge kommen Spannungsgefühl und Schmerzen hinzu, die Haut entzündet und verfärbt sich bräunlich und wird dünner. Bleibt der Rückfluss des Blutes auf Dauer schlecht, kann sich ein chronisches Geschwür *(„offenes Bein" oder „Ulcus cruris",* *➜ Seite 65)* bilden.

Bei CVI unterscheidet man nach Edward L. Widmer drei Schweregrade:
Stadium I. Schwellung (Ödem) von Knöchel und Vorfuß. Es finden sich Hautveränderungen im Sinne erweiterter Gefäße im Bereich der Innenknöchel. Sie bilden ein kranzartiges Geflecht (Corona phlebectatica), tagsüber kommt es zu Wassereinlagerungen, die nachts wieder verschwinden.

Stadium II. Es bilden sich bleibende Ödeme und Ekzeme, es kommt zu bräunlicher Verfärbung der Haut (Hyperpigmentierung) und im weiteren Verlauf zur Verhärtung des Bindegewebes (Dermatoliposklerose).

Stadium III. Offenes Geschwür oder Narben nach abgeheiltem Ulkus.

Diese Klassifizierung beschreibt die klinischen Symptome der chronischen Veneninsuffizienz, nicht aber ihre Ursachen. Sie wird lediglich im deutschen Sprachraum verwendet. Da weltweit verschiedene Klassifikationen der Venenerkrankungen in Verwendung waren, wurde 1986 bei einer internationalen Konsensuskonferenz eine Klassifikation geschaffen, die auch ätiologischen (verursachenden), anatomischen und pathophysiologischen Kriterien gerecht wird. Diese CEAP-Klassifikation (Clinical Signs, Etiological Classification, Anatomic Distribution, Pathophysiologic Dysfunction) wird weltweit verstanden.

1986 wurde eine weltweit gültige Fassung der Klassifikationen von Venenerkrankungen geschaffen.

Clinical Signs (klinische Merkmale)
C0: keine sichtbaren oder tastbaren Zeichen einer Venenerkrankung
C1: kleine Varizen (Besenreiser und/oder retikuläre Varizen)
C2: große Varizen
C3: Ödem
C4: Haut- und Gewebsveränderungen (Ekzem, Pigmentierung, Bindegewebsverhärtung)

C5: abgeheiltes Ulcus (es bleibt eine Narbe)
C6: aktives Ulcus
Etiological Classification (Herkunft)
EP: primär (mit unbestimmtem Grund)
ES: sekundär (mit bekanntem Grund, z.B. postthrombotisch, posttraumatisch, anderes)
Anatomic Distribution (wo liegt der Defekt)
AS: Defekt im oberflächlichen (superficial) Venensystem
AD: Defekt im tiefen (deep) Venensystem
AP: Defekt der Perforansvenen
Pathophysiologic Dysfunction (Art der Dysfunktion)
PR: Reflux
PO: Okklusion
kann ergänzt werden durch Präfix „A"= symptomatische und „S" symptomatische Präsentation
Tiefe Venenthrombose mit Ausbildung eines Ulcus cruris: C6, ES, AD, PO
Varizen mit Ödemen: C3 EP AS PR

Wasseransammlungen im Gewebe (Ödeme)

Zufuhr ins und Abfluss von Flüssigkeiten aus dem Gewebe sind normalerweise im Gleichgewicht. Verlangsamt sich jedoch der Rückfluss des Blutes aus den Beinen zum Herzen, stockt auch der Abbau von Flüssigkeiten im Gewebe. Es fehlt der „Sog", der die Abfallstoffe aus den Zellen saugt, es kommt zum Flüssigkeitsstau.

Bei der Behandlung von Ödemen ist die Kompressionsbehandlung von großer Bedeutung.

Testen Sie selbst: Drücken Sie mit Daumen oder Zeigefinger auf die geschwollene Stelle neben dem Fußknöchel oder Schienbein; bleibt danach länger als drei Sekunden eine weiße Delle zurück, handelt es sich um ein Ödem.

Die erfolgreichste Therapie ist die Kompressionsbehandlung. Dabei wird durch Druck von außen Wasser aus dem Gewebe in die Kapillaren aufgenommen und über die Venen abtransportiert, in denen der Blutfluss aufgrund der Engstellung beschleunigt ist. Eine kontinuierlich durchgeführte Kompressionstherapie verhindert das Neuauftreten von Ödemen.

Braunfärbung der Haut (Hyperpigmentierung)
Durch den erhöhten Druck in den gestauten Venen werden die kleinsten Gefäße durchlässiger für Blutbestandteile (zum Beispiel rote Blutkörperchen) und Eiweißstoffe. Sie treten aus den Adern aus und dringen in das umgebende Gewebe, wo sie abgebaut werden. Eisen aus dem roten Blutfarbstoff (Hämoglobin) verursacht die Braunfärbung.

Obwohl die Hyperpigmentierung durch konsequente Kompressionsbehandlung oft heller und weniger auffällig wird, ist eine vollständige Normalisierung der Hautfarbe selten erzielbar.

Verhärtungen der Haut (Dermatoliposklerose)
Bei bestehender Venenschwäche und venöser Insuffizienz kann es zu kleinen Entzündungen der Haut kommen. Sie sind erkennbar an geröteten, geschwollenen Stellen, meist an der Innenseite des Unterschenkels. Die chronische Entzündung führt zu narbigen Umbauvorgängen des Bindegewebes. Diese Verhärtungen der Haut werden als Dermatoliposklerose bezeichnet. Durch konsequente Kompressionstherapie ist eine Rückbildung des Bindegewebsumbaues möglich.

Offenes Bein (Ulcus cruris venosum)
Durch den anhaltenden Blutstau ist der Druck in den Venen permanent erhöht. Die Druckerhöhung setzt sich in das Kapillarbett und ins Gewebe fort. Durch den Austritt von weißen Blutkörperchen kommt es über eine verstärkte Entzündungsreaktion zur Schädigung des Gewebes und zum Absterben der Zellen. Es entsteht ein „offenes Bein“, ein Geschwür, das nur schwer wieder heilt. Das umgebende Gewebe ist meist von Wasseranlagerungen aufgequollen, was den Heilungsprozess zusätzlich verlangsamt. Bei ungefähr der Hälfte der Patienten sind Krampfadern allein die Ursache.

Durch dauernden Blutstau kann ein „offenes Bein“ entstehen, das nur schwer heilt.

Reinigen. Das Ulkus wird mit Kochsalzlösung oder Ringerlösung gereinigt. Fibrinbeläge, die ein Abheilen zusätzlich erschweren, müssen abgetragen werden. Dies erfolgt entweder mechanisch oder mit Unterstützung durch fibrinolytische Salben.

Die offenen Stellen sind von Bakterien besiedelt, die jedoch die Heilung meist nicht behindern. Bei Vorliegen einer Infektion, die sich durch allgemeine Krankheitssymptome wie Fieber oder ausgeprägte Lymphknotenschwellung äußert, sollte eine antibiotische Therapie mit Tabletten oder Infusionen durchgeführt werden. Antibiotikahältige Salben oder Puder sind ungeeignet und führen häufig zur Allergie und Resistenzbildung.

Vorsicht, Allergiegefahr!

Bei Verwendung von Salben in der Wundumgebung sollte man besonders mit Duft- und Konservierungsstoffen vorsichtig umgehen, da das offene Bein sehr empfindlich und möglicherweise allergisch reagiert. Es kann dann jucken oder nässen, ein Hautausschlag kann entstehen oder das Geschwür immer wieder aufbrechen. Verwenden Sie zur Hautpflege daher möglichst duftfreie Produkte, Pflanzenöl oder reine Fettcremen.

Den Wundverschluss fördern. Hautzellen (Keratinozyten) wachsen besonders gut in einem feuchten Milieu. Ideale Wundauflagen zeichnen sich dadurch aus, dass sie Flüssigkeit aus der Wunde aufnehmen, nicht mit der Wunde verkleben und keine Allergie auslösen. Hydrokolloidale Wundauflagen wie Biofilm, Comfeel, Geliperm, Intrasite, Tegasorb oder Varihesive sind Kompressen, die wundheilungsfördernd wirken. Sie sind luftdurchlässig und saugen die abgestorbenen Zellen und Flüssigkeiten auf. Sie verkleben nicht mit der Wunde, die dünne Haut bleibt erhalten. Darüber hinaus sind sie elastisch und passen sich der Oberfläche gut an.

Wenn Krampfadern die Ursache des Ulkus sind, ist eine Operation oder auch Schaumsklerosierung sinnvoll, um eine schnellere Ulkusheilung zu erreichen.

Kompressionstherapie. Die Basisbehandlung eines Ulkus cruris venosum besteht immer in einer Kompressionstherapie mit exakt anmodellierten, festen Bandagen. Nach Abheilung des offenen Beines ist eine weiterführende Therapie mit Kompressionsstrümpfen wichtig, um ein Wiederauftreten des Ulkus zu verhindern.

Wenn Krampfadern die Ursache des Ulkus sind, ist eine Therapie der Varizen durch Operation oder auch Schaumsklerosierung sinnvoll, um eine schnellere Ulkusheilung zu erreichen.

Bewegungstherapie. Aufgrund von Schmerzen nehmen viele Patienten mit offenem Bein eine Schonhaltung ein. Durch die verminderte Bewegung im Sprunggelenk funktioniert die Wadenmuskelpumpe nicht, und die venöse Situation verschlechtert sich. Zusätzlich kommt es zu einer zunehmenden Versteifung des Sprunggelenks durch Einlagerung von Kalk und Flüssigkeit, was die Beweglichkeit weiter einschränkt. In diesen Fällen hilft gezielte Gymnastik, um die Sprunggelenksmobilität zu erhalten beziehungsweise wiederherzustellen.

Die Wunde operativ verschließen. Wenn Kompressionstherapie und Ausschaltung von Varizen nicht zum Erfolg führen, ist eine plastische Deckung der Wunde möglich. Dabei wird das abgestorbene Gewebe ausgeschnitten, die Wunde gesäubert und mit einem Transplantat aus eigener oder künstlicher Haut abgedeckt.

Wachstumsfaktoren. Das Gewebe durch Wachstumsfaktoren zu stimulieren ist ebenfalls eine Möglichkeit. Dabei werden Substanzen eingebracht, die von Natur aus im Blut vorhanden sind. Diese Substanzen können gentechnisch hergestellt werden. Die Methode ist äußerst kostspielig und sollte nur eingesetzt werden, wenn andere Maßnahmen nicht zielführend waren.

Lymphödeme

In Österreich leiden etwa 60.000 Menschen an Lymphödemen, 80 Prozent davon sind Frauen. Die Dunkelziffer derer, die an einem latenten Lymphödem leiden und nur leichte oder kaum klinische Symptome aufweisen, ist unbekannt. Ein Ödem ist – medizinisch betrachtet – prinzipiell eine Schwellung, die durch eine Flüssigkeitsansammlung im Gewebe entstanden ist. Man kann sie sehen und tasten. Diese Schwellung kann örtlich begrenzt oder am ge-

Bei Frauen treten Lymphödeme häufiger auf als bei Männern.

samten Körper vorhanden sein. Ein Lymphödem im Speziellen ist ein eiweißreiches Ödem, das örtlich, meist an Armen und Beinen, auftritt.

Die Klassifikation von Lymphödemen

Stadium 0: „Latenzstadium" – keine sichtbare oder tastbare Schwellung. Die Transportfähigkeit der Lymphgefäße ist eingeschränkt.
Stadium I: „Spontan reversibles Stadium" – das Ödem ist spürbar und von weicher Konsistenz, die Schwellung geht jedoch bei Schonung und Hochlagern zurück.
Stadium II: „Irreversibles Stadium" – sekundäre Gewebsveränderungen sind bereits erfolgt, es geht durch Schonung und Hochlagern nicht mehr zurück.
Stadium III: „Elefantiasis" – ausgeprägte Schwellung und Verhärtung. Es erfolgt ein Anschwellen der Gliedmaßen, was mit Bewegungseinschränkung von Armen, Beinen beziehungsweise des ganzen Körpers einhergeht.

Ist der Abtransport der Lymphe durch die Lymphgefäße gestört, bleibt eiweißreiche Flüssigkeit im Gewebe zurück, und es entsteht eine Schwellung, ein Lymphödem. Tritt es ohne erkennbare Ursache auf, spricht man von einem primären Lymphödem – es kann angeboren sein oder durch eine Funktionsstörung des Lymphgefäßsystems entstehen. Ein sekundäres Lymphödem entsteht oft als Folge einer mechanischen Abflussbehinderung durch Tumore, Infektionen oder Narben nach Verletzungen (zum Beispiel nach Operationen, Bestrahlungen).

Diagnose

Das Lymphödem ist eine Erkrankung des Lymphsystems. Anhand der Krankheitsgeschichte und physikalischer Untersuchungen kann der Facharzt die klinische Verdachtsdiagnose Lymphödem stellen. Ein einfacher klinischer Test ist das so genannte Stemmersche Zeichen. Lassen sich die Hautfalten hinter der zweiten Zehe nur schwer abheben, deutet dies auf ein Lymphödem. Gewissheit geben weiterführende Untersuchungen wie die Quantitative Isotopenlymphoszintigraphie und die indirekte Lymphographie, die in speziellen Zentren durchgeführt werden.

Lipödeme etwa sehen ähnlich aus, sind aber chronische Fettverteilungsstörungen an Ober- und Unterschenkeln sowie im Hüftbereich. Ein Phlebödem hingegen ist ein durch eine Venenerkrankung bedingtes Ödem, wobei beispielsweise eine Varikositas (Venenschwäche) oder eine Thrombose zu einer Schädigung der Venen und Venenklappen führt. Durch den erhöhten Venendruck wird Wasser aus den Gefäßen in das Gewebe gedrückt und abgelagert, es kommt zu einem Ödem.

Physikalische Entstauungstherapien

Die Behandlung des Lymphödems verfolgt zwei Ziele: Sie soll einerseits die Flüssigkeitsmenge im Gewebe verringern, andererseits die Transportkapazität in den Lymphgefäßen erhöhen. Dementsprechend verfolgt der Arzt oder die Ärztin zwei Therapiemaßnahmen: Basismaßnahmen (wie etwa die richtige Pflege, Bewegung und das Tragen von Kompressionsbehelfen) und die physikalische Entstauungstherapie (wie etwa die manuelle Lymphdrainage).

Kompressionstherapie *(➜ Seite 25 ff.)*. In der ersten Therapiephase, der Entstauungsphase, ist ein Kompressionsverband mithilfe von Kurzzugbinden ein Muss. Kompressionsverbände haben einen hohen Arbeitsdruck (das heißt: der Druck ist bei Bewegung stärker, bei Ruhe geringer) und daher einen guten entstauenden Effekt. Durch Bewegung wird dieser Effekt erhöht.

Nach dem Abschluss der Entstauungsphase wird die zweite Therapiephase, die Erhaltungstherapie, eingeleitet: Mithilfe eines Kompressionsstrumpfes soll der erreichte Status gehalten werden. Patienten mit einem Lymphödem müssen oft lebenslang Kompressionsbehelfe tragen, die meist nach Maß produziert werden. So etwa sind flach gestrickte Kompressions-

Der richtige Kompressionsbehelf

- wird nach Maß und ärztlicher Verordnung verabreicht,
- beinhaltet zwei Ausfertigungen zum Wechseln,
- umfasst halbjährlichen Ersatz.

strümpfe mit Naht aus weniger elastischem und dickem Material hergestellt als nahtlose Strümpfe. Sie sitzen exakt und sind meist widerstandsfähiger als Kompressionsstrümpfe ohne Naht. Ein weiterer Vorteil: das stärkere Material schnürt die Hautfalten nicht ein, rund gestrickte, „dünnere" Kompressionsstrümpfe können eventuell abschnüren und beim Tragen unangenehm sein. Soll der Strumpf darüber hinaus einen Massageeffekt haben, werden eher langmaschige Qualitäten verwendet, je nach Schwellung und Maß können entsprechende Qualitäten verwendet werden. Das Maßnehmen ist bei Lymphödem-Patienten besonders aufwendig, bei einem Oberschenkelstrumpf braucht es mindestens 20 Maße.

Bewegungsübungen. Basis jeder Therapie ist gezielte Bewegung, auch wenn die Möglichkeiten aufgrund von Schwellungen oder spannender Haut stark eingeschränkt sind und die Bewegungen manchmal schmerzen. Lange Spaziergänge oder spezielle Gymnastik sind jedoch die besten Methoden, um den Lymphfluss in Gang zu bringen. Auch Nordic Walking, Schwimmen, Radfahren sind gute Bewegungsübungen, wie auch alle Sportarten, die aus eigener Muskelkraft praktiziert werden können.

Bewegung ist wichtig, um den Lymphfluss zu ermöglichen.

Hautpflege. Um Infektionen zu vermeiden ist es besonders wichtig, die Haut „im Auge zu behalten". Hitze wirkt sich eher ungünstig aus, man sollte sie nach Möglichkeit vermeiden. Auch auf Tiefenmassagen sollte man eher verzichten und die sanfte klassische Massage bevorzugen. Vorsicht ist bei Verletzungen geboten, sie können zu Rotlauf (Entzündung der Lymphbahnen) führen. Auch so genannte Minimaltraumen (Insektenstiche, Verletzungen) können sich bei Lymphödem-Patienten eher unangenehm auswirken, daher sollte man nicht barfuß durch die Wiese gehen; nur spezielle Fußpfleger wählen, diese Behandlung nicht selbstständig durchführen.

Manuelle Lymphdrainage. Dabei handelt es sich um eine Massageart, die die Transportfähigkeit des Lymphgefäßsystems steigert und einen Abtransport des Ödems ermöglicht. Die manuelle Lymphdrainage sollte mindestens einmal wöchentlich – idealerweise aber dreimal wöchentlich – erfolgen. Unmittelbar nach einer manuellen Lymphdrainage muss ein Kompressionsverband angelegt werden, um die erreichte Flüssigkeitsreduktion nicht sofort wieder zu verlieren. Die Kasse bezahlt zehn Massagen pro Quartal.

Alternative Therapien

Unterstützende Maßnahmen können durchaus hilfreich sein, z.B. eine alternative medikamentöse Therapie mit Flavonoiden in Tablettenform.

Die so genannte Apparative Intermittierende Kompressionstherapie (mechanische Pumpen, die den Entstauungseffekt fördern) ist nur ergänzend mit vorheriger und nachfolgender Öffnung der Lymphbahnen durch manuelle Lymphdrainage sinnvoll. Keineswegs ist sie jedoch ein Ersatz für eine komplexe physikalische Entstauungstherapie.

Vorsicht bei entwässernden Mitteln!

Entwässernde Mittel (Diuretika) sind ungünstig. Sie entziehen kurzfristig Wasser, langfristig verhärten sie jedoch das Gewebe, da das Eiweiß nicht abtransportiert wird.

Bewegungstherapie

Je aktiver die Beine bewegt werden, desto aktiver arbeitet die „Muskelpumpe", die das Blut nach oben, zum Herzen zurück, befördert. Ziehen sich die Muskeln an den Unter- und Oberschenkeln zusammen, drücken sie auf die benachbarten Venen. Dehnen sich die Muskelfasern wieder, entsteht ein Sog, der das Blut in Richtung Herz strömen lässt. Nach unten, in die Beine, kann es nicht zurück, das verhindern die geschlossenen Venenklappen. Durch den Sog pumpt die Muskulatur das Blut zum Herzen. Bleiben die Beine ruhig und muss das Blut allein durch die Sogkraft statt mithilfe der Muskelpumpe zum Herzen zurückfließen, geht das wesentlich langsamer vor sich. Jede Art von Bewegung fördert also diesen Mus-

Sport – ideal bei klirrender Kälte!

Sportliche Betätigung ist bei kühlerer Witterung günstiger. Die Wirkung der Wadenmuskelpumpe ist bei Kälte um 25 bis 28 Prozent erhöht, bei Hitze um 27 bis 41 Prozent vermindert.

Der richtige Schuh

Nehmen Sie sich Zeit fürs Anprobieren, und lassen Sie sich beraten. Zu enge Schuhe dehnen sich meist nicht mehr, auch zu große können Schmerzen oder Blasen verursachen.
Kaufen Sie den Schuh am Nachmittag oder am Abend, wenn die Füße etwas geschwollen sind, dann haben Sie noch genügend Spielraum.
Versuchen Sie schon beim Kauf „Probe zu walken“, am Laufband oder einfach eine Runde durchs Geschäft.
Ein guter Schuh soll den Aufprall beim Aufsetzen des Fußes dämmen und den Fuß stützen, damit er nicht nach innen knickt.

kelpumpen-Effekt. Egal ob Spaziergang oder sportliche Betätigung: Wichtig ist es, immer in Bewegung zu bleiben, das ist günstig zur Vorbeugung und Therapie von Venenerkrankungen.

Venen-Walking

Beim Venen-Walking werden die Beine kräftig entstaut, die Muskelpumpe wird aktiviert. Denselben Effekt erzielen Sie durch schnelles Gehen, Spazieren oder Wandern, beim Laufen oder beim Joggen.

Die schonendste Art der Bewegung ist schnelles Gehen: Dabei verlagert sich das Körpergewicht langsam von der Ferse auf die Zehen, die Beinmuskeln werden aktiv, die Muskelpumpe arbeitet kontinuierlich. Laufen kann sich unter Umständen ungünstiger auswirken, weil das Gewicht plötzlich auf den Fuß prallt. Dadurch arbeitet die Muskelpumpe nur kurz, beim Gehen oder sehr gemächlichen Laufen hingegen kontrahieren die Muskeln langsamer, das hat auf Waden und Venen einen stärkeren, länger anhaltenden Effekt. Darüber hinaus ist Gehen gelenkschonend, und man kann es in jedem Alter und ohne besondere Ausrüstung betreiben. Täglich eine halbe Stunde oder eine Stunde genügt, um die Beine zu entlasten.

So walken Sie richtig

- Achten Sie auf eine aufrechte Körperhaltung.
- Füße möglichst gerade setzen.
- Den Fuß bewusst abrollen, von der Ferse zur Zehe.
- Arme leicht anwinkeln, beim Gehen mitschwingen, Hände locker halten.
- Auf das richtige Tempo achten – nicht anstrengen, nicht überfordern.

Die Ausrüstung: Geeignete Schuhe und bequeme Kleidung, am besten aus Naturmaterialien, sind die idealen Basics. Die Schuhe sollten atmungsaktiv sein (Leder); tragen Sie Socken aus Baumwolle, damit Sie nicht ins Schwitzen kommen. Günstig für die Gelenke ist ein weicher Untergrund; Schotter, loser Sand oder matschiger Boden ist eher unangenehm.

Aufwärmen. Gehen Sie nicht los, ohne aufzuwärmen. Beginnen Sie dazu mit langsamen, normalen Schritten, steigern Sie Ihre Geschwindigkeit aber nach fünf bis zehn Minuten. Bevor Sie in Hochform kommen, sollten Sie Ihre Muskeln dehnen. Bleiben Sie dazu stehen, und neigen Sie den Kopf nach rechts und links; dann lassen Sie ihn einige Sekunden hängen (für die Nackenmuskeln). Schultern kreisen, Füße kreisen. Dann kann's losgehen.

Venengymnastik

Stärken Sie Ihre Venen mit kleinen Übungsprogrammen. Eine Viertelstunde täglich genügt, um fit zu bleiben.

Einen optimalen venösen Rückstrom kann man durch Hochlagern der Beine (um zirka 20 Grad), durch Kompression oder durch dynamische Muskelkontraktionen erzielen.

Unterstützend dazu eignen sich die folgenden Übungen:

Übung 1. Aufwärmen: Stellen Sie sich aufrecht hin, die Beine sind in Schulterbreite. Nun ziehen Sie die Schultern mehrmals langsam nach oben, halten sie kurz – und entspannen sich wieder. Danach die Schultern einzeln nach vorne und zurück kreisen lassen. Abschließend versuchen Sie, die rechte Hand so weit wie möglich über den Kopf nach links zu strecken – kurz halten, dann umgekehrt. Wiederholen Sie diese Übung dreimal pro Seite.

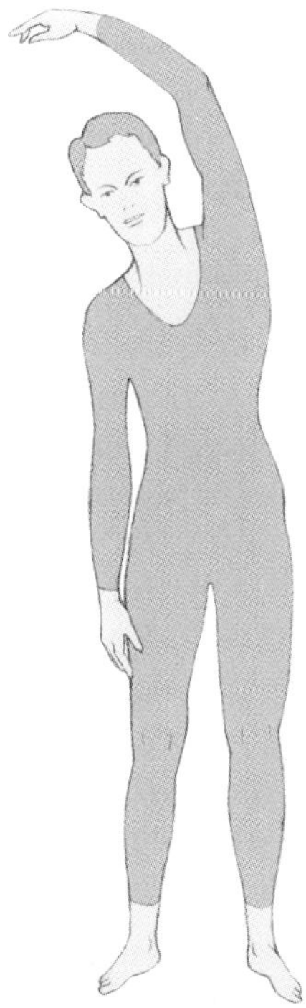

Illustrationen: Erwin Haberl

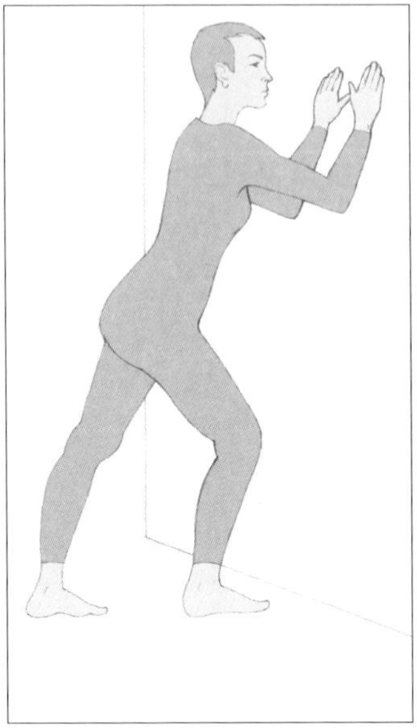

Übung 2. Dehnen der Beinmuskulatur: Stellen Sie sich in etwa einem Meter Abstand vor eine Wand, gehen Sie mit einem Bein einen Schritt vor, die Handinnenflächen lehnen in Kopfhöhe an der Wand. Der Unterarm stützt den Oberkörper ab, das hintere Bein soll gestreckt bleiben, beide Füße fest am Boden. Nun beugen Sie sich langsam nach vorne, so lange, bis Sie eine Spannung in der Wadenmuskulatur spüren. Halten Sie diese Spannung etwa zehn Sekunden, dann auslockern, die Beine wechseln und jeweils dreimal wiederholen.

Übung 3. Bleiben Sie in aufrechter Position, schließen Sie jedoch jetzt Beine und Füße. Heben Sie die Arme vor den Körper, gehen Sie in den Zehenstand, und halten Sie diese Position fünf Sekunden lang. Dann setzen Sie die Fersen wieder ab. Die Übung zehnmal wiederholen. Für Geübte: die Fersen absenken, aber nicht den Boden berühren, so dass eine Wippbewegung entsteht. Anschließend das Gewicht auf das rechte Bein verlagern, mit dem linken Fuß kreisen. Auslockern, fünfmal wiederholen.

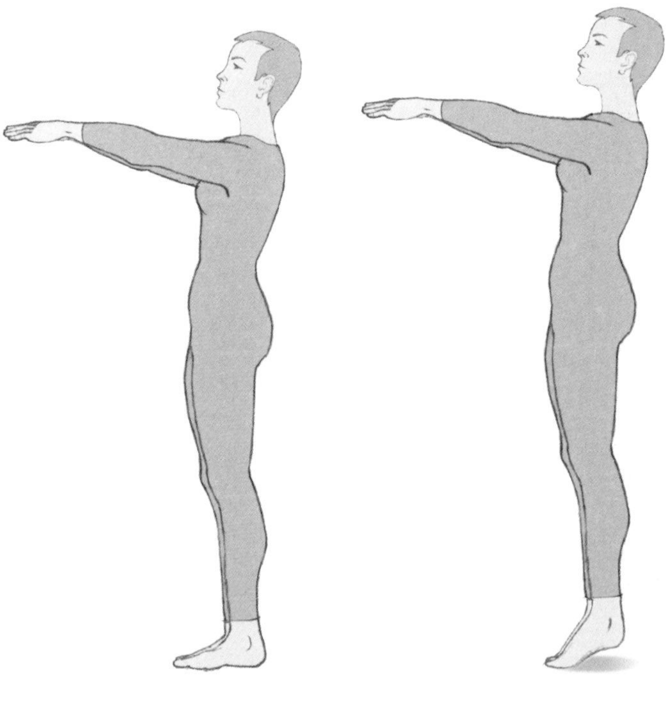

Übung 4. Setzen Sie sich auf den Boden, und ziehen Sie die Beine an. Nun umfassen Sie die Knie mit den Händen und drücken sie so weit wie möglich nach außen, gleichzeitig mit den Beinen gegen die Hände drücken. Halten Sie diesen Druck zehn Sekunden lang, und wiederholen Sie die Übung fünfmal.

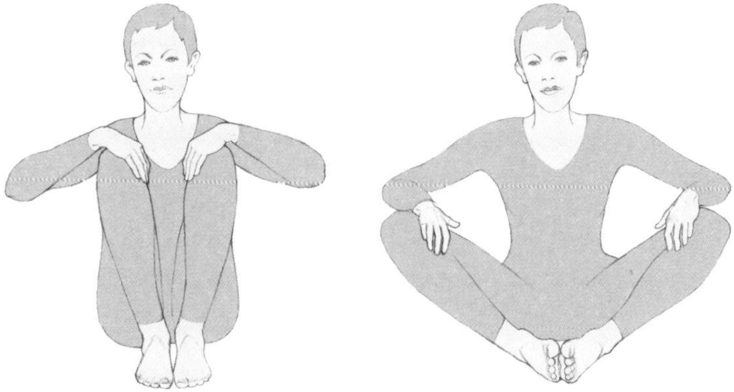

Übung 5. Strecken Sie im Sitzen die Arme aus, Beine angezogen. Nun heben Sie die Beine langsam vom Boden und strecken sie nach vorne, ohne den Boden zu berühren. Langsam anziehen und wieder absetzen. Diese Übung fünfmal wiederholen. Zum Auslockern legen Sie sich mit dem Rücken auf den Boden und fahren fünf Minuten lang Rad – mit den Beinen in der Luft.

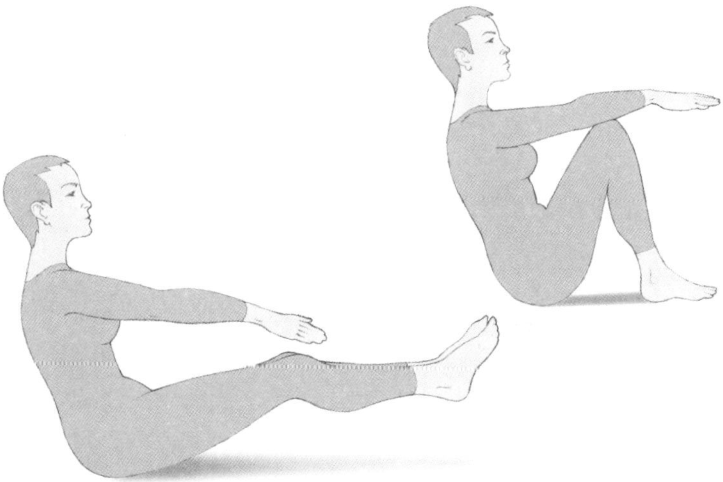

Übungen für Zwischendurch: Für unterwegs und zum Auslockern zwischendurch gibt es ebenfalls einfache Übungen, die Sie fast jederzeit durchführen können.

Die Übungen wirken nicht nachhaltig, daher ist es sinnvoll, sie mehrmals am Tag zu absolvieren.

Zusätzliche Maßnahmen. Gehen Sie so viel wie möglich, achten Sie dabei darauf, dass Sie den Fuß richtig abrollen. LL/SS-Regel: Liegen und laufen ist besser als sitzen und stehen.

Was Sie vermeiden sollten. Pressatmung, Sitzen mit überschlagenen oder baumelnden Beinen, in Leiste, Kniekehle oder Taille einengende Kleidung, Übergewicht, Verstopfung, lange, warme Bäder.

Venengymnastik und viel Bewegung und Sport haben große Bedeutung.

Venenfreundliche Sportarten

Wandern, Bergsteigen. Günstig, jedoch eher bei kühler Witterung.

Radfahren. Für den Venenrückfluss günstig – Vorsicht jedoch vor Herzüberlastung, die auch den Profi treffen kann.

Laufen, Joggen. Sehr gut für die Muskelpumpe; ideal ist es, barfuß zu laufen.

Schifahren, Langlaufen. Am günstigsten ist das Tourenschilaufen oder das Langlaufen, da bei diesen Sportarten die Muskelpumpe gefordert wird – beim Alpinschifahren gibt es auch „Leerläufe“ (Wartezeiten beim Lift, Liftfahrten).

Schwimmen. Ideal, da es den Venenrückfluss massiv begünstigt.

Gymnastik. Jede Gymnastik, die streckt und die Beine beansprucht ist günstig.

Eislaufen, Tanzen. Sehr positiv, aktiviert die Muskelpumpe und fördert somit den Venenrückfluss.

Einen mäßig guten Einfluss auf die Muskelpumpe haben Golf und Tennis, eher ungünstig sind Surfen, Reiten (gestaute Beine durch enge Stiefel), Rudern.

Gesunde Füße

Richtige Behandlungen von Fehlstellungen und Fußkrankheiten.

Anatomie

Unsere Füße werden oft vernachlässigt.

Eigentlich sind sie arm dran, unsere Füße. Obwohl sie uns im Laufe unseres Lebens bis zu viermal um den Äquator tragen, werden sie oft stiefmütterlich behandelt. Wir zwängen sie in zu enges Schuhwerk, sperren sie im Winter in dicke Stiefel oder in nicht atmungsaktive Kunststoffstrümpfe und geben für pflegende Fußcremen längst nicht das aus, was wir in Gesichtspflege investieren. Dabei sind unsere Füße die am meisten belasteten Körperteile. Sie müssen unser gesamtes Körpergewicht tragen und dabei Unebenheiten am Boden ausgleichen. Die Füße sind unser Stütz- und Fortbewegungsorgan – bei jedem Schritt werden 28 Knochen und 33 Gelenke sowie 27 Muskeln und 36 Bänder beansprucht. Die Belastung des Fußes stützt sich dabei auf drei Punkte:

- den Großzehenballen,
- den Kleinzehenballen und
- die Ferse.

Abgestützt wird der Fuß beim Gehen und Stehen von den Mittelfußknochen – beim gesunden Fuß vom ersten und fünften – sowie vom Fersenbein. Durch dieses stützende Dreieck entsteht am Fuß ein Längs- und ein Quergewölbe, das das Fußskelett stützt und hält. Die Sehnen des Unterschenkels und die Fußmuskulatur sowie Halt gebende Bänder stützen dieses Gewölbe ebenfalls und sorgen dafür, dass es sich nicht senkt.

Dieses Zusammenspiel ermöglicht uns das Gehen und Laufen. Dabei wechselt der Fuß bei jedem Schritt zwischen zwei gegensätzlichen Bewegungen: der dämpfenden Pronation, bei der der Fuß leicht nach innen knickt, und der Supination, bei der er leicht nach außen kippt. Sind Sehnen, Muskeln und Gelenke intakt, erfolgt diese Wechsel-Bewegung harmonisch und automatisch. Knickt das Sprunggelenk zu stark nach innen, spricht man von Überpronation. Knickt es zu stark nach außen, bezeichnet man dies als Unterpronation. Die Abrollbewegung erfolgt mehr über den äußeren Randbereich des Fußes. Sie erkennen das meist am stärker abgelaufenen äußeren Sohlenbereich der Schuhe. Unterpronation ist weit seltener verbreitet als eine Überpronation. Um Verletzungen oder Überbelastungen zu verhindern ist es wichtig, geeignetes Schuhwerk zu tragen, das je nach Abrollverhalten dämpfend oder stützend wirkt.

Fehlstellungen und ihre Behandlung

Wirklich schön geformte Füße sind eine Seltenheit. Zu enges, unpassendes Schuhwerk schon von Kindesbeinen an und mangelnde Beachtung der Füße führen in vielen Fällen zu Fehlbildungen, die auch Schmerzen verursachen können.

Fußfehlstellungen betreffen – medizinisch betrachtet – sämtliche Formveränderungen im Längs- und Quergewölbe unserer Füße. Die unterschiedlichen Ausprägungen reichen dabei von Strukturveränderungen bis hin zum Einbruch des Fußgewölbes.

Generell unterscheidet man zwischen angeborenen Fehlstellungen (Klumpfuß, angeborener Plattfuß, Sichelfuß, Hakenfuß) und erworbenen (Spreizfuß, Knick-Senkfuß, Hohl- oder Plattfuß). Die häufigsten Probleme entstehen durch Fehlstellungen des Fußes oder durch Schwächen des Bindegewebes und der Fußmuskulatur. Oft gibt es auch hier eine angeborene Disposition, wodurch relativ früh die Weichen für ein Fußleiden gestellt werden. Senk-, Spreiz-, Knick- und Plattfuß sind die häufigsten Fehlstellungen.

Meist entstehen Fehlstellungen sehr früh.

Wie gut wir zu Fuß sind, hängt von der Pflege unserer Fortbewegungsorgane ab. Bereits in der Kindheit können die Grundlagen für spätere Erkrankungen gelegt werden. Durch unpassende Schuhe beispielsweise. Durch die Auswahl von richtigem, passendem Schuhwerk bereits für Kleinkinder könnten spätere Fehlstellungen vermieden werden.

Fehlbelastungen, etwa durch Übergewicht oder ungleichmäßige Abnützung (durch Sport oder einseitige Belastung), können zu dauerhaften Fehlstellungen führen. Bei rechtzeitiger Korrektur durch den Orthopäden können diese Fehlstellungen jedoch rechtzeitig erkannt und behoben werden.

Plattfuß

Der Plattfuß ist die klassische Fehlstellung. Dabei ist die Fußhaltung verändert, die Längswölbung des Fußes ist abgeflacht, der Fuß platt. Im Gegensatz zum Knick-Senkfuß richtet sich das Gewölbe beim Plattfuß auch in unbelastetem Zustand nicht wieder auf, er versteift.

Übergewicht, Bänder- und Muskelschwäche sind oft schuld an Plattfüßen.

Ursache. Der Plattfuß ist in den meisten Fällen das Ergebnis eines nicht behandelten Knick-Senkfußes, kann aber auch andere Ursachen haben: angeborene Plattfüße sind eher selten; in erster Linie sind Übergewicht, Bänder- und Muskelschwäche, Entzündungsprozesse (Arthritis) oder Unfälle die Auslöser. Ein Plattfuß macht meist keine Beschwerden; Schmerzen können dort entstehen, wo der nach unten gedrückte Teil des Fußes die Auftrittsfläche berührt.

Therapie. Nur wenn Beschwerden bestehen, ist eine Therapie nötig, grundsätzlich ist aber eine Behandlung nicht erforderlich. Bei Schmerzen sollte eine bessere Belastungsverteilung erzielt werden – durch spezielle Einlagen oder Schuhzurichtungen, durch Absatzverbreiterung oder (in schweren Fällen) durch orthopädische Schuhe. Sind arthritische Veränderungen des Fußgelenks die Verursacher, ist eine Operation sinnvoll. Dabei wird das untere Sprunggelenk versteift.

Knick-Senkfuß/Senkfuß

Charakteristisch für den Knick-Senkfuß ist die X-Stellung der Ferse und eine Abflachung des inneren Fußgewölbes. Meist leiden Kleinkinder, die zu gehen begonnen haben, an dieser harmlosen Fehlstellung. Sie gibt sich aber mit dem Wachstum wieder.

Ursachen. Bei Erwachsenen sind die häufigsten Ursachen Bewegungsmangel, Muskelschwäche, instabile Bänder und Sehnen, Übergewicht, X- oder O-Beine.

Therapie. Meist bedarf eine solche Deformation keiner Therapie, bei Kindern normalisiert sich die Fußstellung bis zum Schulalter wieder. Leichte Fälle können mit Barfußgehen, spielerischer Fußgymnastik und regelmäßigen Kontrollen therapiert werden, bei schwierigen Fällen sollte der Orthopäde Einlagen verordnen. In diesem Fall werden, je nachdem ob eine Sichelfuß-/Klumpfußtendenz (nach außen belastet) oder eine Knick-Senkfuß-Tendenz (nach innen belastet) vorliegt, entsprechende Einlagen (Modelleinlagen, Schaleneinlagen, Schachteleinlagen oder propriosensomotorische Einlagen) verordnet. Nur bei krankhaften und schmerzhaften Verläufen ist eine Operation nötig.

Entsprechende Einlagen erweisen sich als günstig.

Spreizfuß

Der Spreizfuß ist die häufigste aller erworbenen Fehlstellungen bei Füßen. Der Fuß ist abgeflacht und verbreitert, das Quergewölbe abgesenkt, charakteristisch ist ein belastungsabhängiger Schmerz beim Gehen oder bei langem Stehen sowie ein brennender Schmerz im Vorfuß. Auch ein Einschlafen der Zehen ist ein Alarmzeichen. Beim Spreizfuß wird der Fuß nicht am ersten und fünften Mittelfußköpfchen, sondern auf den druckungewohnten zweiten bis vierten Mittelfußköpfchen belastet. Die Folgen eines Spreizfußes sind Hühneraugenbildung, Hallux valgus (die Großzehe drängt nach außen) oder Hammerzehen (die Kleinzehe wandert nach innen).

Der Spreizfuß kann zu Hühneraugen, Hallux valgus und Hammerzehen führen.

Ursache. Das Fußquergewölbe ist geschwächt, Frauen leiden häufiger an Spreizfüßen als Männer. Vor allem hohe Absätze oder spitze Schuhe können diese Deformation verursachen. Zu enges

Schuhwerk, langes Stehen und Gehen, Übergewicht oder das Tragen und Heben schwerer Lasten kann die Entstehung eines Spreizfußes ebenfalls begünstigen. Altersbedingt kann es auch zu einer Rückbildung des Fettgewebes zwischen Haut und Knochen des Fußes kommen und in der Folge zu einem Spreizfuß.

Die Schuhe sollten weich sein und nur niedrige Absätze haben.

Therapie. Tägliche Fußgymnastik, Barfußlaufen (jedoch nur auf weichen Böden – Wald, Wiese, Sand). Wer an einem Spreizfuß leidet, sollte unbedingt bequeme und weiche Schuhe mit niedrigen Absätzen tragen, etwaige Druckstellen können durch Einlagen (der Orthopädieschuhmacher bezeichnet sie als Modelleinlagen) entlastet werden. Bei Schmerzen helfen warme Bäder sowie schmerzstillende, entzündungshemmende Medikamente. Mit den entsprechenden orthopädischen Behelfen kann ein Spreizfuß zwar stabilisiert werden, aber die dauerhafte Aufrichtung eines eingesunkenen Quergewölbes ist üblicherweise nur durch eine Operation möglich.

Metatarsalgie

Eine Metatarsalgie tritt häufig in Kombination mit einem Spreizfuß auf. Darunter versteht man verschiedene Krankheitsbilder mit unterschiedlichen Ursachen. Allen gemeinsam ist eine fehlerhafte Lastverteilung, meist bedingt durch einen zu langen zweiten und dritten Mittelfußknochen.

Fehlbelastungen sind oft die Ursache von Metatarsalgie.

Ursache. Überlastung ist die häufigste Ursache. Sie entsteht, wenn sich im Quergewölbe der polsternde Fettkörper rückbildet. Eine Metatarsalgie kann auch infolge eines Senk-Spreizfußes entstehen, durch einen Hallux valgus oder aufgrund von kleinen Neuromen. Das sind gutartige Tumore, die aus Nervenfasern und -zellen bestehen und sich infolge mechanischer Belastungen entwickeln können.

Therapie. In den meisten Fällen hilft eine konservative Therapie durch Einlagenversorgung. Diese Einlagen entlasten das Mittelfußköpfchen. Erst wenn diese Therapie keine Besserung ergibt, ist eine Operation zu empfehlen. Bei einer so genannten „Fasziotomie“ wird die Muskelfaszie geöffnet und so der Druck auf Nerven und Gewebe genommen. Eine Faszie ist die kollagenbindegewebige Hülle eines Skelettmuskels. Man spricht auch von einer Muskelbinde (lat. faszie = Binde). Verlagerung oder eventuelle Durchtrennung der betroffenen Nerven sind weitere chirurgische Methoden. Auch mit minimalinvasiven Verfahren wie einer Arthroskopie kann man eine Schmerzlinderung erzielen.

Überblick über die unterschiedlichen Schutzbehelfe

Zehenring (18 oder 26 Millimeter): Ein innen mit Gel beschichteter Gewebering soll einzelne Zehen schützen.
Hammerzehenschutz: Ein Polymergelpolster soll Schmerzen bei Hammerzehen, Schwielen und Reibungen lindern.
Zehenkappe: Ein innen mit Spezial-Gel beschichteter Gewebestrumpf schützt die Zehe rundum und an der Kuppe.
Zehenstrecker: Dient zum Geraderichten von Haken- und Hammerzehen.
Druckschutzringe: Spezielle Ringe aus weichem Moosgummi schützen vor Druckstellen.
Ballenschutz: Eine Schaumstoffschale, die den Ballen schützt.
Antislip-Fersenpolster: Ein weicher, selbstklebender Polster sorgt für besseren Halt.
Bei schwerem Spreizfuß mit Metatarsalgie und extremer Hornhautbildung kann eine Schmetterlingsrolle eingesetzt werden. Dadurch wird ein Weichlegen der Mittelfußköpfchen zwei bis vier erzielt.

Hohlfuß

Beim Hohlfuß, an dem ausschließlich Erwachsene leiden, setzen nur Ferse und Ballen auf, das Fußgewölbe ist extrem gerundet, der Mittelfuß berührt den Boden nicht.

Ursache. Die Fußmuskulatur ist zu schwach ausgeprägt, zu harte Böden können ebenfalls einen Hohlfuß begünstigen. Auch eine Lähmung der kleinen Fußmuskulatur kann Auslöser für einen Hohlfuß sein.

Therapie. Entsprechende Einlagen sorgen für optimale Druckverteilung. Bei leichtem Hohlfuß kann auch eine gezielte Fußgymnastik Abhilfe schaffen. In schweren Fällen hilft meist nur eine Operation. Dabei wird entweder die Fußsohlenfaszie durchtrennt oder es erfolgt eine Umstellungsoperation der Mittelfußknochen.

Hallux valgus

Der Hallux valgus bezeichnet eine Fehlstellung der Zehen. Deutlichstes Merkmal ist, dass die große Zehe nicht mehr gerade, sondern nach außen „geknickt" ist. Der Ballen, der sich an der Innenseite des ersten Mittelfußköpfchens bildet, und die Vorfußverbreiterung sind ebenfalls charakteristische Merkmale. Es kommt zu Schmerzen beim Gehen und Stehen, aber auch zu geschwollenen Füßen.

Zu enge Schuhe sind die Ursache für diese Fehlstellung der Zehen.

Ursache. Als Ursache gelten in erster Linie mechanische Reizungen, die von zu engem Schuhwerk verursacht werden. In diesem Fall wird nämlich die Großzehe ständig in Richtung der anderen Zehen gedrückt. Durch diesen permanenten Druck weicht die Großzehe von der normalen Achse ab, und es ändert sich in der Folge auch die Zugrichtung der Muskeln, die sie üblicherweise nach innen ziehen und somit gerade halten. Statt von den anderen Zehen weg wird die Großzehe dadurch mit der Zeit immer mehr fußsohlenwärts gezogen und einwärts gewendet. Die Schuhspitze drückt, und es kommt zu einer dauerhaften Abweichung der Großzehe. Zu enge oder zu spitze Schuhe bzw. zu hohe Absätze können diese Deformation verursachen, sie kann zum Teil auch genetisch bedingt sein. Erkennt man die Erkrankung im Frühstadium, kann sie mit entsprechender Therapie gestoppt werden.

Therapie. Am besten ist es, breite, weite Schuhe zu tragen. Um den Schmerz zu lindern, können Filzeinlagen zwischen der ersten und der zweiten Zehe verordnet werden. Redressionsverbände, Schienen oder Ringpölster sind vom Fachmann angepasste Behelfe, die die Zehen zwar entlasten, die Deformation jedoch nicht beseitigen. Auch physikalische Maßnahmen wie Einlagen wirken nur den Symptomen entgegen, beheben aber nicht die Deformation.

Im ersten Stadium eines Hallux valgus genügt eine Therapie mit Spezialeinlagen. Wichtig ist auch, regelmäßig Fußgymnastik zu betreiben, wobei der Schwerpunkt auf der Streckung der Großzehe nach außen liegt. Ist die Erkrankung fortgeschritten, wird im zweiten Stadium meist eine Schuhzurichtung (Schmetterlingsrolle) verordnet. Stadium drei sieht orthopädische Schuhe vor, in Stadium vier schafft nur mehr eine Operation Abhilfe. Sie stellt die Statik des Fußes wieder her.

Zu spät durchgeführte Eingriffe bewirken oft nur Schmerzfreiheit, aber keine Wiederherstellung der Statik. Unter den 150 verschiedenen Operationsverfahren, die meist unter örtlicher Betäubung durchgeführt werden können, hat sich noch kein Idealverfahren herauskristallisiert.

Es gibt keine ideale Operationstechnik.

Meist meißelt der Arzt den schmerzhaften Knochenvorsprung ab, in jedem Fall korrigiert er die Großzehe, die nun kürzer ist.

Eingebrachte Drähte und Schrauben werden nach vier bis sechs Wochen operativ wieder entfernt. Eine Ruhigstellung ist für mindestens sechs Wochen nötig.

Deutsche Chirurgen setzen neuerdings auf Biomaterialien. Sie verwenden Milchsäure-Schrauben statt der konservativen Metallschrauben, die bei einem zweiten Eingriff wieder entfernt werden mussten. Die Milchsäure-Schrauben hingegen zersetzt der Körper von selbst im Laufe eines Jahres. Sie können somit einen zweiten Eingriff und damit die Neuentstehung eines Hallux valgus verhindern.

Hammerzehe

Hammerzehen sind statische Zehenfehlstellungen, die häufig in Verbindung mit einem Hallux valgus auftreten. Sie können aber auch eine Spätfolge von Spreiz-, Platt- oder Knickfüßen sein. Bei einer Hammerzehe sind die Zehenendgelenke gebeugt, gleichzeitig sind die Zehengrundgelenke gestreckt. Das Mittelgelenk der Zehe steht nach oben. Drückt der Schuh darauf und reibt beim Gehen daran, bilden sich an der Druckstelle häufig Hühneraugen. Die Zehenspitze bohrt sich nach unten in die Schuhsohle.

Auch hier sind zu enge Schuhe, aber auch Fehlstellungen der Füße die Ursache.

Ursache. Eine Hammerzehe entsteht durch das Absinken des Quergewölbes und eine Verkürzung der Strecksehnen. Folge: Die große Zehe zieht sich zurück. Ursachen sind häufig zu enges Schuhwerk, aber auch Fußfehlstellungen wie Spreiz-, Platt- und Knickfüße sowie neurologische Krankheiten und Unfälle.

Therapie. Bequemes Schuhwerk; unter Umständen müssen spezielle orthopädische Behelfe, so genannte Orthesen, hergestellt werden. Bei einer Hammerzehe wird aus Silikonmasse ein Keil hergestellt, der in den Zehenzwischenräumen getragen wird, sodass sich die betroffene Sehne wieder strecken kann. In schweren Fällen hilft eine Operation, bei der diese Sehne durchtrennt wird.

Fersensporn

Beim Fersensporn handelt es sich um einen Knochenauswuchs im Ansatzbereich eines Muskels. Meist bildet er sich am unteren Fersenbein (plantarer Fersensporn), am Ansatz der kurzen Fußmuskulatur. Er kann auch am Ansatz der Achillessehne entstehen (Hagelund-Exostose). Er ist dornartig geformt, jedoch meist nicht zu sehen.

Ursache. Überlastung und Überbeanspruchung des Sehnenansatzes oder Muskels können zu einem Fersensporn führen. So genannte plantare Fersensporne wachsen an der Sehnenplatte der Fußsohle und sind äußerst schmerzhaft. Die Ursachen sind Fußverformungen, Fehlstellungen oder Übergewicht. Aber auch Verletzungen beim Sport, langes Stehen oder Laufen auf harten Böden sowie unpassendes Schuhwerk können einen Fersensporn verursachen.

Therapie. Um das Fußgewölbe zu heben und die Ferse zu entlasten, müssen in der ersten Phase der Erkrankung Einlagen getragen werden. Cortison-Schmerzmittel und -Spritzen ergänzen die Therapie, bekämpfen jedoch nur die Symptome. In der zweiten Phase der Erkrankung kann die so genannte „extrakorporale Stoßwellentherapie" (ESWT) angewendet werden. Stoßwellen sind kurze Schallimpulse, die durch einen schnellen Druckanstieg und durch ein breites Frequenzspektrum charakterisiert sind. Sie werden seit etwa 15 Jahren zur Zertrümmerung von Nieren- oder Gallensteinen eingesetzt. In jüngster Zeit wurden sie auch bei der Therapie von Tennisarm oder Fersensporn erprobt. Dabei ist jedoch Vorsicht geboten, ihre nachhaltige Wirkung ist noch nicht wissenschaftlich erwiesen. Daher werden bei einem Fersensporn von der Kasse diese so genannten „nieder- und mittelenergetischen Behandlungen" nur dann bezahlt, wenn durch konservative Heilverfahren (Infiltrationen, Tabletten, Ultraschall, Strom, Heilgymnastik) keine zufrieden stellende Besserung erreicht werden konnte. Die ESWT wird im Falle eines Fersensporns ohne Narkose an zwei bis drei aufeinander folgenden Tagen durchgeführt.

Bei der extrakorporalen Stoßwellentherapie ist die Wirkung noch nicht wissenschaftlich erwiesen.

Erfolgen die Behandlungen in einem öffentlichen Krankenhaus, entstehen dem Patienten keine Kosten. In einer freien Praxis beläuft sich das Honorar auf zirka 300 bis 600 Euro für eine komplette Behandlung. Die Kassen zahlen davon 60 Prozent, jedoch maximal etwa 260 Euro – dies ist bei den einzelnen Kassen unterschiedlich.

In schweren Fällen – in der dritten Phase der Erkrankung bzw. wenn nach neun bis zwölf Monaten keine Besserung eintritt – ist eine Operation nötig. Dabei wird die Sehnenplatte durchtrennt und der Fersensporn abgetragen. In der Folge müssen entsprechende Einlagen getragen werden. Auch Bestrahlungen können die Therapie unterstützen. Häufig kommt der Fersensporn jedoch wieder.

Beim Schuh sollte die Sohle dämpfend wirken und die Fersenstütze nicht drücken.

Achten Sie bei einem Fersensporn besonders auf passendes Schuhwerk. Sie sollten nur Schuhe mit einer dämpfenden Sohle und einer guten, auf keinen Fall drückenden Fersenstütze kaufen.

Rühren die Beschwerden von verkürzten Wadenmuskeln her, sollte man ein tägliches Dehnungsprogramm durchführen: Im Bett ein Handtuch unter den Fußballen legen, mit den Händen fassen und das Bein mit gestrecktem Knie hochziehen. Im Stehen sich mit vorgestreckten Händen gegen die Wand abstützen, einen Schritt nach hinten machen und beide Fußsohlen 30 Sekunden fest auf den Boden drücken. Die Übung mehrmals wiederholen.

Sportler sollten vor jedem Training entsprechend aufwärmen und Sehnen und Wadenmuskeln dehnen. Bei Schmerzen die Füße hochlagern und eine Eispackung auflegen – keinen Sport außer Radfahren und Schwimmen betreiben.

Wenn beim Auftreten Schmerzen zu spüren sind, sollte umgehend der Arzt konsultiert werden.

Ganglion (Überbein)

Das Überbein ist ein gutartiger Weichteiltumor, der häufig an den Händen entsteht, aber auch an den Füßen auftreten kann. Ein Ganglion ist erbsen- bis kirschgroß und mit zäher Flüssigkeit (Mycin) gefüllt.

Ursache. Chronische Reizzustände, Veränderungen im Kapselbandapparat oder übermäßige Dehnungen, die zur Produktion von Hyaluronsäure (Gelenksflüssigkeit) führen, können ein Ganglion verursachen.

Therapie. Gymnastik und Kräftigungsübungen der Muskulatur sind einfach und leicht durchzuführen. In hartnäckigen Fällen erfolgt eine manuelle Zerdrückung oder eine Stichelung (Spritzen mit Kortison). Bei starken Beschwerden sollte auch eine Operation in Betracht gezogen werden.

Einlagen oder Operation?

Ob Schuheinlagen empfehlenswert sind oder eine Operation von Fehlstellungen eher angebracht ist, muss vom Facharzt individuell abgeklärt werden. Bei Patienten etwa, die große Angst vor einer Operation haben oder an akuten Schmerzen leiden, empfiehlt sich eher eine orthopädietechnische Entlastung. Bedenken Sie jedoch, dass Einlagen nur die Verschlechterung einer Fehlstellung verhindern, sie jedoch nicht beheben können.

Wichtig im Falle einer Behandlung mit Einlagen ist es, zuvor abzuklären, welcher Bereich am Fuß schmerzt. Nur bei genauer Diagnose kann der richtige Behelf hergestellt werden. Die Wirkung einer Einlage kann man durch weitere Zurichtungen verbessern, wie beispielsweise durch eine Ballenrolle bei Metatarsalgie. Dadurch verlagert sich der Auftrittpunkt hinter die Mittelfußköpfchen. Bei einer massiven Metatarsalgie kann eine orthopädische Schuhzurichtung am Normalschuh durchgeführt werden. Dabei wird eine Einlage eingebaut und

So sorgen Sie vor

Barfuß auf Waldboden oder einem Kieselweg zu gehen, stärkt die Fußmuskulatur und massiert Reflexzonen.
Trainieren Sie Ihre Füße, indem Sie mit den Zehen nach Gegenständen greifen oder sie spreizen. Fortgeschrittene klemmen sich einen Bleistift zwischen die Zehen und schreiben ihren Namen.
Verzichten Sie auf hohe Absätze – sie können den Druck auf die Fußballen verdoppeln. Folge: Das Quergewölbe gibt nach, ein Spreizfuß entsteht.
Vorsicht: Die falsche Schuhwahl kann auch Fußgelenkprobleme, Kopfschmerzen und Verspannungen verursachen.
Kaufen Sie Schuhe außerdem immer nur nachmittags – durch die Belastungen tagsüber kann der Fuß im Laufe des Tages bis um eine Schuhnummer „wachsen“.

eine Schmetterlingsrolle nach Marquardt montiert. Die Brandsohle wird dabei unter dem Mittelfußköpfchen erhöht, so kann es besser entlastet werden. Die geringe Sohlenverdickung fällt optisch nicht auf, daher können auch modische Schuhe getragen werden. Abrollwiegen haben ebenfalls einen entlastenden Effekt.

Massive Deformierungen wie starker Hallux valgus oder Hammerzehen können oft nur mit orthopädischen Maßschuhen optimal versorgt werden. Materialien wie Kunststoffe, Metalle und Kohlefasern ermöglichen eine bessere Versorgung des Patienten. Neue Polstermaterialien erlauben sanftere Bettung.

Das Wichtigste ist jedoch nach wie vor die Fachkenntnis des Orthopädieschuhmachers. Ideal ist eine exakte Diagnose mit genauer Beschreibung der Beschwerden und Schmerzen. Günstig wäre es, eine Diagnose für beide Füße zu erstellen, da in manchen Fällen nur ein Schuh bewilligt wird. Daraufhin macht der Orthopädieschuhmacher einen entsprechenden Vorschlag.

Fußkrankheiten

Regelmäßige Kontrolle durch den Arzt lassen Fußkrankheiten frühzeitig erkennen.

Ein schlecht sitzender Schuh, eine Blase an der Ferse oder hartnäckige Hornhaut an den Ballen können das Leben ganz schön schwer machen. Wer einen langen Arbeitstag hindurch im falschen Schuh gesteckt ist, kann davon ein Lied singen. Wohlbefinden von Grund auf beginnt bei der richtigen Fußpflege. Die umfasst jedoch mehr als tägliches Waschen und Cremen. Um die Füße, Ihre Fortbewegungsorgane, vor Schäden zu bewahren, sollten Sie auch auf Ihr Gewicht achten. Zu enges Schuhwerk, nicht atmungsaktive Kunststoffe oder Nässe können den Füßen ganz schön zusetzen. Blasen, Hühneraugen und Fußpilz sind die Folgen. Ein regelmäßiger ärztlicher Check trägt dazu bei, Fußkrankheiten frühzeitig zu erkennen; so können auch mögliche Gesundheitsschäden wie Durchblutungsstörungen oder erhöhte Blutzuckerwerte frühzeitig entdeckt und behandelt werden.

Blasen

Sie scheinen harmlos, können das Leben aber schwer machen. Blasen entstehen durch den Druck von Schuhen oder durch langes Scheuern von Strümpfen und Socken.

Therapie. Ein warmes Fußbad mit einem Löffel Meersalz und fünf bis zehn Tropfen Lavendel-Essenz lindert den Schmerz. Blasen sollten Sie nicht öffnen oder wegreißen, sondern abtrocknen lassen. Bei Bedarf kann der geschulte Fußpfleger die Blasen öffnen, danach eventuell verbinden.

Hühneraugen

Hühneraugen sind gutartige Wucherungen von Hornhautzellen. Vor allem an den Zehen können Hornhautverdickungen entstehen. Sie enthalten einen zentralen, in die Tiefe dringenden Zapfen und entstehen durch ständigen Druck des Schuhwerks auf Hautpartien, die einen Knochen überziehen.

Therapie. Ist erst einmal ein Hühnerauge entstanden, haben Sie verschiedene Möglichkeiten, um es wieder loszuwerden. Tinkturen und Hühneraugenpflaster etwa wirken auf Basis von Salizylsäure. Sie löst die Kittsubstanz zwischen den Hornzellen auf. Die Pflaster bleiben drei bis vier Tage auf der Haut. Dann ist es am besten, wenn Sie den lästigen Hühneraugen nach einem Fußbad zu Leibe rücken, so lassen sie sich nämlich leicht entfernen.

Zur Behandlung von Hühneraugen gibt es mehrere Möglichkeiten.

Pflaster haben den Vorteil eines Entlastungsringes, der den Druckschmerz am Hühnerauge hemmt. Bei Hühneraugenpflastern gibt es unterschiedliche Produkte: Solche, bei denen innerhalb des Entlastungsringes das Salizylsäurepflaster liegt, Produkte, bei denen zuerst das Pflaster, dann der Entlastungsring geklebt wird, sowie Pflaster, die mithilfe der körpereigenen Feuchtigkeit wirken. Diese haben etwa die Wirkung eines Fußbades, sind bei weichen Hühneraugen (zwischen den Zehen) aber durchaus geeignet.

Tinkturen sind etwas umständlicher in der Handhabung, damit muss ein paar Tage lang zweimal täglich eingetropft werden. Wichtig ist auch, die umliegende gesunde Haut zu schützen, da Salizylsäure ätzen kann.

Pflaster sind in der Regel günstiger (10 Stück, zirka 2,80 Euro pro Stück), Tinkturen kosten um die 5,50 Euro.

Geschulte Fußpfleger können Hühneraugen problemlos entfernen.

Sie können das Hühnerauge aber auch im Zuge einer Fußpflege entfernen lassen. Geschulte Fußpfleger tragen die oberste Hautschicht ab und heben den Dorn des Hühnerauges mit einer Spitz- oder Rundlinse heraus. Hühneraugen können aber auch an sehr schmerzempfindlichen Stellen entstehen, wie etwa am Nagelfalz. In diesem Fall kann der Fachmann/die Fachfrau das Hühnerauge mit einer Hautzange oder einem Nassfräser (das ist angenehmer) entfernen.

Schweißfüße

Bei der Absonderung von Schweiß kommt es zur bakteriellen Zersetzung organischer Schweißbestandteile, die einen unangenehmen Geruch verursachen. Begünstigt werden Schweißfüße durch Kunststoff-Materialien bei Socken, Strümpfen oder Schuhen sowie durch mangelnde Hygiene. Fußschweiß kann zu Hautekzemen, Entzündungen und zur Ansiedlung von Fußpilz führen.

Therapie. Fußsprays, Fußpuder oder körperwarme Fußbäder regulieren die Schweißbildung. Füße, die zum Schwitzen neigen, sollte man täglich baden. Ideal sind fertige Produkte mit schweißhemmenden Zusätzen wie Essig, Salbei, Wacholder, Teebaumöl oder Eichenrinde.

Ebenfalls wirksam und billiger: zwei bis drei Esslöffel Salz in warmem Wasser auflösen und die Füße darin baden. Darüber hinaus werden Fußdeos angeboten, deren Wirkung jedoch nur begrenzt anhält.

Zur Behandlung von hartnäckigen Schweißfüßen (oder -händen) eignet sich auch die Iontophorese, die von Dermatologen angeboten wird. Dabei werden die Füße in zwei Wasserbecken gehalten, dazwischen bauen zwei Elektroden eine Spannung auf. Strom in der Stärke von 15 bis 20 Milliampere fließt von einem Fuß über den Körper zum anderen Fuß und dort wieder ins Wasser. Der Wirkmechanismus ist zwar nicht geklärt, Patienten berichten jedoch von Erfolgen und verminderter Schweißabsonderung nach einigen Wochen Behandlung. Aber Vorsicht: Die Wirkung ist nicht wissenschaftlich nachgewiesen, die Kosten der Behandlung übernimmt die Kasse nur bei fachärztlich gesicherter Diagnose. Dabei werden im Falle von Schweißfüßen (oder -händen) die Geräte zur Heimanwendung von der Kasse bezahlt. Der Betrag von etwa 600 Euro wird nach Kostenvoranschlag übernommen (abzüglich Selbstbehalt von 23 Euro).

Hartnäckigen Schweißfüßen kann mit der Jontophorese zu Leibe gerückt werden.

Warzen

Warzen sind gutartige Hautveränderungen, die am ganzen Körper auftreten können. Sie entstehen meist bei geschwächter Immunabwehr. Vor allem Kinder können an verschiedensten Hautpartien Warzen bekommen. Flach- und Stachelwarzen verschwinden bei Kindern nach etwa sechs bis zwölf Monaten von selbst wieder – eine Behandlung ist meistens nicht erforderlich. Auch wenn Warzen noch so hartnäckig sind: Von Selbstversuchen mit Schere und Nagelschneider sollten Sie die Finger lassen, denn dadurch breiten sich die Warzen leichter aus, und es können Narben zurückbleiben. Auch Selbstmedikation mit geheimnisvollen Kräutertinkturen kann Warzen nicht mit Sicherheit beseitigen.

Selbstversuche zum Warzenentfernen sollten Sie bleiben lassen.

Therapie. Flachwarzen können mit Tretinoin bestrichen werden, einem Aknemittel, das nach Wochen täglichen Bestreichens die Schälung der Haut und Ablösung der Warze bewirkt. So genannte gewöhnliche Warzen und Dornenwarzen auf den Fußsohlen werden meist mit Tinkturen und Pflastern mit Salizylsäure, Podophyllin oder Benzoe behandelt. Es dauert bis zu drei Monate, bis die Hornschicht erweicht ist und abgetragen werden kann. In hartnäckigen Fällen injiziert der Arzt geringe Mengen von Bleomyzin, worauf sich nach drei bis vier Wochen das Warzengewebe ablöst. Hilft das alles nicht, kann der Arzt die Warzen operieren. Dafür gibt es mehrere Methoden wie etwa das Vereisen mit flüssigem Stickstoff. Dabei werden die Warzen mit einem Tupfer kurz „tiefgefroren". Es bildet sich nach einigen Stunden ein Bläschen, das abgetragen und mit Antibiotika behandelt werden muss. Das kann schmerzhaft sein, hinterlässt aber keine Narben. Beim elektrischen Verschorfen hingegen wird das Warzengewebe verkohlt und mit einem speziellen Löffel entfernt. Es bilden sich schmerzende Narben. Eine weitere Möglichkeit ist die Verdampfung mit dem Kohlendioxid-Laser. Diese Methode wird durchwegs gut vertragen, muss aber unter lokaler Betäubung angewendet werden. Die schlechte Nachricht: Ein Drittel der Warzen kommt – unabhängig von der Art der Behandlung – leider wieder.

Warzen können immer wieder kommen.

Geschulte Fußpfleger behandeln harmlose Warzen mit Kältetherapie. Dabei wird ein spezielles Präparat (Histofreeze) mit minus 50 Grad auf die Haut aufgetragen. Die Behandlung wird nach zwei Wochen wiederholt. Im Normalfall verschwindet die Warze nach zwei bis drei Behandlungen. Bei hartnäckigen Fällen oder stärkerem Warzenbefall sollten Sie unbedingt den Hautarzt aufsuchen, nur er kann eine verlässliche Diagnose stellen.

Eingewachsene Nägel

Wenn Fußnägel nicht gerade abgeschnitten werden, kann es sein, dass sie seitlich ins Nagelbett einwachsen. Eine häufige Ursache für eingewachsene Nägel sind aber auch zu enge Schuhe. Durch den Druck wird der Nagelfalz an den Nagelrändern gereizt und entzündet sich schmerzhaft. Bakterien oder Pilze dringen in das Gewebe ein, der Prozess kann chronisch verlaufen.

Sind die Nägel erst eingewachsen, sollte sich nur mehr der Fachmann damit beschäftigen. Mit speziellen Nagelscheren, -zwickern oder Eckzangen lassen sich eingewachsene Nägel wieder beseitigen. Bei Rollnägeln kann der Fachmann auch eine Kunststoffspange setzen. Diese wird auf den Nagel geklebt, sodass sie Druck auf die Nagelmitte ausübt. Dadurch entsteht eine Hebelwirkung, und die Nägel können an der Seite nicht mehr einwachsen.

Fußpilz

Jeder fünfte Österreicher leidet daran. Er wird sowohl durch sporenbelastete Böden übertragen als auch von Mensch zu Mensch. Idealer Nährboden für die Pilzsporen ist feuchtwarmes Klima. Die Sporen sind besonders zäh und widerstandsfähig: Sie überdauern Hitze und Kälte und finden sich überall, wo Infizierte barfuß gegangen sind. Sie entstehen meist zwischen den Zehen, weil dort der Körper kleine Höhlen bildet, in denen sich Fußschweiß sammelt. Hier setzt sich der Pilz fest und dringt in die aufgeweichte Haut. Hat er sich erst einmal erfolgreich eingenistet, kann er problemlos auch auf andere Hautpartien übergreifen, denn Pilze sind hochgradig ansteckend. Typische Symptome sind gerötete Hautpartien, Juckreiz zwischen den Zehen.

Fußpilz entsteht meist zwischen den Zehen und ist hartnäckig.

Die Ansteckungsgefahr ist besonders in Schwimmbädern, Turnhallen, öffentlichen Duschen, Saunen oder Hotelduschen groß. Aber auch Fußdesinfektionsduschen und -becken sind ein Ansteckungsherd. Menschen, die an Fußpilz leiden, verlieren bei jedem Schritt etwa 50 Hautschuppen, jede ist infektiös. Um sie unschädlich zu machen, müssten die Desinfektionsmittel mindestens fünf Minuten einwirken, und diese wirken stark Allergie auslösend.

Vorbeugung. Ein gesunder Fuß bietet dem Fußpilz in der Regel keinen Nährboden. Sie können einer Infektion aber auch durch entsprechende hygienische Maßnahmen vorbeugen. Wenn Sie ins Freibad oder Hallenbad gehen, sollten Sie immer Badeschuhe anziehen. Günstig ist es auch, atmungsaktive Strümpfe und Schuhwerk zu tragen, die Strümpfe und Socken sollten täglich gewechselt werden. Infektionsgefährdet sind vor allem Menschen, die an rissiger Haut an den Füßen leiden oder deren Haut durch kleine Verletzungen geschwächt ist. Zur Risikogruppe zählen aber auch Diabetiker, Menschen mit Durchblutungsstörungen und Patienten, die ständig Medikamente nehmen müssen.

Was tun bei Fußpilz?

Handtücher und Socken bei mindestens 60 Grad waschen, dann brauchen Sie keine Desinfektionsmittel für die Kleidung.
Infizierte Schuhe kann man auch einige Tage ins Gefrierfach legen – Tiefkühltemperaturen töten die Pilze ab.
Schuhe und Füße immer gut „lüften" und trocken halten.

Vorbeugen kann man eventuell mit Talkumpuder, um die Füße trocken zu halten. Verwenden Sie jedoch kein Puder, das Stärkemehl enthält, es kann die Pilzinfektion fördern. Achten Sie auf kurz geschnittene Nägel, und verwenden Sie sauberes Pedikürzeug oder Wegwerf-Feilen. Wenn Sie beim Schuhkauf probieren, sollten Sie immer Socken oder Strümpfe tragen. Achten Sie in den eigenen vier Wänden auf Hygiene, reinigen Sie Wanne und Dusche immer gründlich nach dem Baden, damit keine Pilzsporen zurückbleiben. Hygiene gilt auch für Ihre Handtücher: Die sollten am besten aus Baumwolle sein. Dadurch können Sie sie auch heiß waschen (bei mindestens 60 Grad), um eine Ausbreitung der Infektion zu verhindern.

Therapie. Spezielle pilzabtötende Cremen mit den Inhaltstoffen Miconazol, Clotrimazol, Econazol, Ketoconazol wirken nur, wenn sie regelmäßig verwendet werden. Es gibt keinen Nachweis, dass Desinfektionssprays wirken.

Nagelpilz

Der Nagelpilz ist eine hartnäckige Infektion der Nagelplatte oder des Nagelbetts, er siedelt sich in und unter dem Nagel an. Nagelpilz wird meist durch Fadenpilze (Dermatophyten) verursacht. Sie sind auch der Erreger von Fußpilz. Der am häufigsten auftretende Nagelpilzerreger ist der Trichophyton rubrum. Nagelpilze werden wissenschaftlich als Onychomykose („Onycho“ = Nagel, „Mykose“ = durch Pilze hervorgerufene Krankheit) bezeichnet. Sie können also sowohl an Fuß- als auch an Fingernägeln entstehen und treten vor allem in den Industrieländern auf, bei Zehennägeln viermal so oft wie bei Fingernägeln. Nagelmykosen sind nicht nur ein kosmetisches Problem, sondern auch eine gesundheitliche Gefahr. Charakteristisches Anzeichen ist eine stumpfe und nicht mehr durchsichtige Nagelplatte. Sie kann sich gelblich verfärben, im späteren Stadium auch braun. Ein weiteres Kennzeichen: Der Nagel ist deutlich verdickt. Die Alarmglocken sollten jedoch schon bei jeder kleinen Veränderung am Nagel läuten, denn wird ein Nagelpilz nicht behandelt, kann die Infektion sich ausdehnen und auf gesunde Nägel übergreifen. Auch die Chance, dass Sie den Feind über Nacht wieder loswerden, ist nicht gegeben: Nagelpilzbefall ist eine hartnäckige Angelegenheit, und es bedarf einiger Monate bis der Erreger abgetötet ist.

Entstehung. Es gibt verschiedene Erreger, klassischerweise sind es so genannte Dermatophyten, seltener Candida-Arten, also Hefe- oder Schimmelpilze. Ein intaktes Immunsystem wehrt sie ab; ist es geschwächt, haben Nagelmykosen gute Chancen. Ein erhöhtes Risiko besteht daher für Menschen mit Durchblutungsstörungen oder schwachem Immunsystem sowie für Diabetiker.

Schutz vor erneutem Pilzbefall

Achten Sie auf Hygiene:
Schuhe und Socken mit Spray desinfizieren.
Strümpfe und Socken bei mindestens 60 Grad waschen.
Handtücher und Bettwäsche möglichst oft wechseln, nicht unter 60 Grad waschen.
Vermeiden Sie es, Hausschuhe mit anderen Personen zu tauschen – auch wenn alles in der Familie bleibt.
Teppiche, Toiletten, Duschen und Badewannenvorleger gründlich desinfizieren.
Füße täglich waschen und gut abtrocknen, besonders zwischen den Zehen.
Zehennägel regelmäßig untersuchen.
In Schwimmbädern und Saunen Badeschuhe tragen.
Nagelpflege-Utensilien gründlich desinfizieren – entweder mit speziellen Desinfektionsmitteln oder mit Alkohol.
Freiraum für die Füße – tragen Sie keine engen Schuhe, sie behindern die Durchblutung und schädigen den Nagel.
Schneiden Sie Ihre Nägel kurz und gerade, damit sie nicht in die Ecken einwachsen. Sie sollten nicht über die Zehenkuppen hinausgehen.

Die Ansteckungsgefahr ist groß. Im Schwimmbad, in feuchten Räumen oder auf Badeteppichen lauern pilzhaltige Hautschuppen. Begünstigend wirken nicht atmungsaktive Schuhe, Strümpfe und Socken, zu enges Schuhwerk, Druckstellen oder Verkrümmungen der Nägel, aber auch Verletzungen der Nägel. Außerdem regenerieren sich Nägel bei Menschen, die älter als 50 Jahre sind, langsamer als bei jungen Menschen.

Therapie. Nagelpilze verschwinden auch bei bester Fußpflege nicht von selbst. Bei Verdacht muss sofort der Arzt aufgesucht werden, nur er kann den Erreger bestimmen und eine entsprechende Therapie verordnen. Die Heilungschancen liegen bei einer äußerlichen Behandlung durch Cremen, Gele oder Nagellacke bei 30 bis 50 Prozent. Bei einer Anwendung in Tablettenform steigen die Chancen auf 80 Prozent, da die Wirkstoffe in den Nägeln gespeichert werden und so aktiv bleiben, auch wenn die Therapie bereits abgeschlossen wurde. Ideal ist eine Kombination aus Medikamenten und spezieller Nagelpflege. Je ausgedehnter der Befall, desto schwieriger ist die Behandlung. Tinkturen sind einfach in der Anwendung, haben aber den Nachteil, dass sie nur langsam in die harte Nagelsubstanz dringen. Tabletten, Kapseln oder Säfte wirken nur so schnell, wie der Nagel wächst. Eine vollständige Heilung kann also bis zu einem Jahr dauern. Wichtig ist es, die Therapie nicht zu unterbrechen oder vorzeitig zu beenden, da sich in diesem Fall der Nagelpilz weiter verbreiten kann.

Fünf gute Gründe zum Arzt zu gehen

- Ein durch Pilzinfektion veränderter Nagel ist nicht schön.
- Eine Pilzinfektion ist ein Warnsymptom für Ihren gesamten Gesundheitszustand.
- Der Nagelpilz öffnet das Tor für weitere Infektionserkrankungen.
- Die Zerstörung der Nagelplatte bereitet Schmerzen.
- Mit Nagelpilz können Sie auch andere anstecken.

Mechanische oder chemische Entfernung des betroffenen Nagels: Dies geschieht meist mit speziellen Pflastern und mit hoch dosierten Harnstoffpräparaten, die in Kombination mit Medikamenten verabreicht werden.

Kalte Füße

Manche Menschen zählen zu den Dauerfröstlern. Es ist ihnen ständig kalt, dabei muss das Thermometer gar nicht unter die Null-Grad-Grenze wandern. Sie klagen über kalte Hände und Füße, auch wenn sie schon zwei Paar Socken tragen oder mit zwei Decken schlafen. Sind die Füße kalt, friert man meistens am ganzen Körper.

Entstehung. Unser Körper verfügt über ein ausgeklügeltes Wärmeregulationssystem. Wie eine natürliche Klimaanlage hält es den Körper auf einer ständigen „Betriebstemperatur" von etwa 37 Grad. Sinkt die Außentemperatur, verengen sich die Blutgefäße in den Extremitäten. Die Durchblutung der Arme und Beine wird vermindert. Das hat den Zweck, dass die gesamte Energie dem Körperkern und somit den lebenswichtigen Organen wie Herz, Niere, Lunge und Leber zur Verfügung steht. Der Stoffwechsel wird angekurbelt, und in der Muskulatur wird zusätzlich Energie erzeugt – die Muskeln zittern, die Zähne klappern. Das ist ein wichtiger Überlebensmechanismus. Der Körper „riskiert" damit ein Erfrieren der Extremitäten, schützt aber die lebenswichtigen Organe. Da jedoch Temperaturen um den Gefrierpunkt nicht unbedingt zu Extremsituationen zählen, kann ein solch unbegründetes Dauerfrieren auch ein erstes Anzeichen für ein gesundheitliches Problem sein. Eiskalte Füße können viele Ursachen haben: Bewegungsmangel, Mineralstoffmangel, eine hormonelle Umstellung oder Stress können ständig kalte Füße verursachen. Aber auch Rauchen oder nicht ausreichende Flüssigkeitsversorgung können

Tipps gegen kalte Füße

- Beginnen Sie den Tag mit Wechselduschen, das fördert die Durchblutung.
- Meiden Sie enge Schuhe und Strümpfe, der Druck auf die Blutgefäße hemmt die Durchblutung.
- Wenig Kaffee, wenig oder kein Nikotin.
- Beine nicht übereinander schlagen, denn das hemmt die Blutzirkulation.
- Kaufen Sie sich Schuhe mit Thermosohlen.
- Machen Sie regelmäßig Zehengymnastik.
- Ziehen Sie warme Socken an.
- Durchblutungsfördernde Fußcremen können Abhilfe schaffen, Wechselfußbäder beleben den Kreislauf.
- Achten Sie auf viel Bewegung im Freien.
- Planen Sie einen Saunabesuch pro Woche, das fördert die Durchblutung.
- Trinken sie mindestens zwei Liter Flüssigkeit pro Tag.

die Gefäße verengen und somit die Durchblutung stören, die Organe werden dabei nicht ausreichend mit Blut und Sauerstoff versorgt.

Therapie. Bei kalten Füßen ist es hilfreich, wenn der Kreislauf in Schwung kommt. Sie können das mithilfe von Kneippschen Wechselbädern erreichen. Bürstenmassagen oder Fußbäder mit Rosmarin, Lavendel oder Pfefferminze haben ebenfalls einen durchblutungsfördernden Effekt. Tun Sie Ihren Füßen Gutes und investieren Sie in warmes, passendes Schuhwerk – denn auch die teuerste Daunenjacke hilft nicht, wenn die Füße kalt sind. Die beste – ganzheitsmedizinische – Prophylaxe und Therapie aber ist Bewegung. Mit regelmäßigem Sport halten Sie nicht nur Ihre (kalten) Füße, sondern den gesamten Körper und auch Ihren Geist auf Trab.

Füße pflegen

Unsere Füße sind die am weitesten vom Kopf entfernten Körperteile. Dass wir sie deshalb leichter „aus den Augen verlieren", ist eine gute Ausrede, wenn wir sie wieder mal sträflich vernachlässigen. Fest steht: Auch Füße brauchen Streicheleinheiten, damit sie fit und gesund bleiben. Ein umfassendes Fußpflege-Programm sollte am Wochenkalender daher genauso einen fixen Platz haben wie ein Besuch beim Friseur oder ein Auto-Servicetermin.

Ein abendliches Fußpflege-Ritual ist etwas sehr Angenehmes, speziell wenn die Füße den ganzen Tag lang in geschlossenem Schuhwerk eingesperrt waren. Wenn Sie sich etwas Besonderes gönnen wollen, planen Sie einen Besuch bei einem professionellen Fußpflegein-

So erkennen Sie eine/n guten Fußpfleger/in

Fachkräfte erstellen zuerst einen Sicht- und Tastbefund. Dabei werden die Füße auf Hornhaut, Schwielen, Raghaden (Risse) oder rissige Fersen sowie auf Fehlstellungen untersucht.
Danach erfolgt eine Nagelbeurteilung: Sind die Fußnägel auffällig, verdickt, eingewachsen? Liegt eventuell ein Pilzbefall vor? Der Experte berät Sie auch wegen eventueller weiterführender Maßnahmen.

stitut. Dort lassen geschulte Fachleute Ihren Füßen nicht nur die wohlverdiente Pflege angedeihen, sondern prüfen sie auch mit Kennerblick auf Verletzungen, Irritationen oder etwaige beginnende Fehlstellungen.

Fußbad

Beginnen Sie die Fußpflege mit einem wohl tuenden Fußbad. Es entspannt und ist die ideale Vorstufe zur Pediküre. Je nachdem, wie Sie sich fühlen, können Sie zu Hause Ihre Füße auch mit speziellen Badezusätzen verwöhnen. Eukalyptus oder Rosmarinöl bei müden Füßen, Olivenöl, wenn die Füße trocken sind. Wenn Sie zur Fußpflege gehen, übernimmt diese Auswahl der Experte.

Pediküre

Nach einem wohligen Bad zu Hause können Sie die Hornhaut mit Bimsstein schonend entfernen. Vorsicht bei Hornhauthobeln oder -feilen: Hier besteht die Gefahr, dass zu viel Haut weggenommen wird. Bedenken Sie immer, dass die Hornhaut eine Schutzfunktion hat, und je mehr Sie entfernen, desto mehr wächst wieder nach. Anschließend an das Fußbad werden die Zehennägel mit einer Nagelschere, Nagelzange oder einem Zwicker gerade abgeschnitten, damit man ein Einwachsen *(➜ Seite 94)* verhindert. Der Nagel sollte immer an der Zehenkuppe abschließen. Bringen Sie ihn am besten mit einer Sandpapierfeile in Form.

Die Hornhaut sollten Sie besser mit dem Bimsstein als mit dem Hornhauthobel entfernen.

Störende Nagelhaut können Sie mit einem speziellen Nagelhaut-Stäbchen aus Rosenholz oder einem Wattestäbchen zurückschieben. Keinesfalls sollten Sie die Haut abschneiden, denn dabei kann sich das Nagelbett entzünden. Professionelle Fußpfleger verwenden für die perfekte Pediküre verschiedene Werkzeuge wie Nagelschere oder -zange, Eckzange oder Hautzange sowie ein so genanntes „Stemmerl" für eingewachsene Nägel oder für den Nagelfalzbereich.

Cremen & ölen

Da die Haut an den Sohlen keine Talgdrüsen besitzt, kann sie sehr schnell spröde werden. Vergessen Sie daher nicht auf ausgiebiges Eincremen. Fetthaltige Cremen oder Olivenöl machen die Haut geschmeidig – massieren Sie sie sanft ein, der Massageeffekt tut den Füßen gut, er belebt und durchblutet die Haut. Ein Tipp: Ölen Sie gelegentlich auch die Nägel mit Spezial- oder Olivenöl ein. Dadurch werden sie wieder weich und elastisch und splittern nicht so leicht.

Packen Sie Ihre Füße ein

Packungen empfehlen sich vor allem bei trockener Haut: Erwärmen Sie dazu Babyöl auf 37 Grad, tragen Sie das Öl auf ein Tuch auf und schlagen Sie die Füße über Nacht darin ein.

Bei trockenen Füßen verwenden Fußpfleger Produkte, die Urea (Harnstoff) enthalten. Diese Substanz steckt auch in unserer Haut. Sie unterstützt die Wasserbindungsfähigkeit und verbessert so den Feuchtigkeitsgehalt. Außerdem hat Urea eine erweichende Wirkung auf das Keratin der Haut und bindet Feuchtigkeit – im Gegensatz zu Fettcremen, die die Haut zwar geschmeidig machen, sich jedoch in den Poren absetzen können. Bei rissiger Haut ist auch Kartoffelcreme zu empfehlen.

Spezielle Fußcremen tun überstrapazierten Füßen gut. Sie enthalten ätherische Öle sowie Paraffine und sorgen somit für mehr Geschmeidigkeit als herkömmliche Cremen. Weitere Zusätze können glätten, beruhigen, wärmen oder kühlen, was bei brennenden, wunden, kalten oder schwitzenden Füßen besonders angenehm ist. Füßen, die zum Schwitzen neigen, sollte man täglich Fußbäder gönnen.

Gut zu Fuß mit dem richtigen Schuh

Schuhkauf bei Erwachsenen

Fashion-Victims wie Evita Peron oder Jackie Kennedy-Onassis haben wohl alle Rekorde gebrochen. Wer wie sie eine Auswahl von hunderten Schuhpaaren hat, kann sicher eine goldene Regel in puncto Schuhwerk ganz leicht befolgen: nämlich die Schuhe so oft wie möglich zu wechseln. Für viele Zeitgenossen ist der Schuh die Perfektion jeder modischen Erscheinung. Zugegeben: Wer schon einmal in Mailand oder Rom einen ausgedehnten Schuh-Bummel absolviert hat, wird mit offenem Mund feststellen, dass es sich bei Designer-Schuhen um wahre Kunstwerke handelt. Das modische Erscheinungsbild abzurunden ist aber nur eine Funktion von Schuhen. Sie haben darüber hinaus viele andere, wichtige Aufgaben.

Ein guter Schuh soll in erster Linie als Schutz dienen. Er verhindert Verletzungen und bewahrt die Füße vor extremen Temperaturen. Eine weitere Funktion des Schuhs ist es, die ideale Verbindung zwischen Fuß und „Außenwelt" herzustellen, also das Körpergewicht auf der Standfläche auszubalancieren. Im normalen Stand ruhen 90 Prozent des Körpergewichts auf dem belastbaren Fersenbein, hohe Absätze verlagern dieses Gewicht auf den Vorderfuß und können so orthopädische Schäden, wie etwa einen irreparablen Spreizfuß, verursachen. Flache Schuhe sind daher für die

Gut zu Fuß

Enge Schuhe können zu Fußkrankheiten führen. Sind die Zehen eingeklemmt, stört das die Durchblutung, es kommt leichter zu Blasen, Hühneraugen und verdickter Hornhaut.
Kalte Füße. In engen Schuhen ziehen sich die Gefäße zusammen, die Durchblutung wird gehemmt. Ergebnis: kalte Füße, die das Wohlbefinden stören.
Socken und Strümpfe. Schuhe können, wenn Sie sie ohne Socken oder Strümpfe tragen, reiben. Naturmaterialien saugen zwar den Schweiß auf, generell kommt es in puncto Material jedoch nicht nur auf die Saugfähigkeit an, sondern auch auf die Feuchtigkeitsabgabe, wenn das Trägermaterial einmal feucht ist.
Billige Turnschuhe. Eine immer wieder aufkommende Meinung besagt: Billige Schuhe sind schlecht, teure gut. Dazu gibt es allerdings keine Studien. Neuen wissenschaftlichen Erkenntnissen zufolge sind einige moderne Kunststoffmaterialien ebenfalls hochwertig, Untersuchungen diesbezüglich laufen.

Länge – Breite – Weite

Die richtige Länge: Ein Schuh sollte immer um etwa eine Daumenbreite länger sein als der Fuß. Diese „Zugabe", wie es die Fachleute nennen, benötigt der Fuß zum Abrollen.
Die Breite bezieht sich auf die Linie (Verbindung) zwischen Außen- und Innenballen.
Als Weite bezeichnet man den Umfang um den Ballen. Je nachdem, ob man schmale, normal breite oder breite Füße hat, sollte dies bei der Kaufentscheidung beachtet werden.
Ist der Schuh zu weit, rutscht man beim Gehen nach vorne, die Ferse schlägt an. In diesem Fall braucht man einen engeren, jedoch keinen kürzeren Schuh. Schuhe gibt es eher selten in unterschiedlichen Weiten, die mit Buchstaben von F bis K bezeichnet sind. F für sehr schmale, K für sehr weite Schuhe.

gleichmäßige Gewichtsverteilung am besten geeignet.

Für Schuhe mit Fußbett sollten Sie sich dann entscheiden, wenn Ihre Füße falschen Belastungen ausgesetzt sind, das heißt, wenn Sie lange stehen müssen. Evolutionsbedingt ist der Mensch nicht auf langes Stehen programmiert, in diesem Fall ist ein Fußbett sinnvoll, um das Fußgewölbe zu schützen und die Muskulatur zu stützen.

Damit Schuhe auch tatsächlich ein Schutz vor Verletzungen und extremen Temperaturen sind, müssen sie wirklich passen. Der Schuh sollte breit genug sein, sodass die Zehen nebeneinander liegen und nach oben und seitlich bewegbar sind. Beim Stehen darf die längste Zehe nicht vorne im Schuh anstoßen, sie soll noch mindestens einen Zentimeter Platz haben. Achten Sie beim Schuhkauf auf innen liegende Nähte, die scheuern könnten. Auch Unebenheiten im Schuh können zu Druckstellen oder Blasen führen.

Neben modischen Aspekten ist es wichtig, wofür Sie den Schuh verwenden wollen. Ein Freizeitschuh wird anderen Anforderungen gerecht werden müssen als ein Schuh fürs Büro, den abendlichen Spaziergang oder einen Theaterbesuch. Unpassendes Schuhwerk kann – wie auch Übergewicht – zu einer falschen Fußbelastung führen und Deformationen (vom Spreizfuß bis zum Hallux valgus) verursachen. Schenken Sie Ihren Füßen und Ihrem Schuhwerk die Aufmerksamkeit, die sie verdienen. Denn körperliches Wohlbefinden braucht eine starke Grundlage: Ihre beiden Füße, mit denen Sie fest im Leben stehen.

Kinderfüße sind anders

Etwa 98 Prozent aller Menschen kommen mit gesunden Füßen zur Welt, aber nur mehr 50 Prozent von ihnen haben gesunde Füße, wenn sie erwachsen sind. Die Reifung des Kinderfußes wird vielfältig beeinflusst. Neben genetischen und hormonellen Faktoren spielen vor allem das Gewicht und Umwelteinflüsse eine große Rolle. Die Füße von Säuglingen sind weich und biegsam, sie haben knorpelige Strukturen, die erst nach und nach verknöchern. Etwa bis zum 16. Lebensjahr ist die Entwicklung der Knochen, Bänder und Muskeln abgeschlossen, und der Fuß hat seine endgültige Festigkeit.

Der gesunde Kinderfuß braucht allerdings weder Stützen noch Einlagen. Kinderfüße schauen üblicherweise „unförmig" aus, haben also kein sichtbares Gewölbe, es bildet sich erst langsam aus. Dieser Prozess kann zwischen dem sechsten und zehnten Lebensjahr abgeschlossen sein.

Schuhe schützen zwar, sie engen jedoch beim Kind die Beweglichkeit des Fußes ein und üben einen Druck auf die weichen verformbaren Strukturen aus.

Wie die Ergebnisse des österreichischen Forschungsprojekts „Kinderfüße – Kinderschuhe" zeigen, stecken 88 Prozent der untersuchten Kindergartenkinder in zu kurzen Schuhen (und Hausschuhen). Die Folgen: Druckstellen, Rötungen am Fuß, Blasen, Schwielen und Hornhautbildung. Weiters folgen Muskelschwächungen, Veränderung des Großzehenwinkels zur so genannten „Schiefzehe", in der

Auswirkungen zu kurzer Schuhe

Muskulatur. Wenn die Zehen im Schuh verschoben werden, ändert sich das natürliche Bewegungsmuster. Die Folgen: Muskel- und Sehnenschmerzen, Entzündungen und Verkürzungen der Fußmuskulatur.

Gefäßsystem. Zu kleine Schuhe und erzwungene Stellungsveränderungen der Gelenke begünstigen Durchblutungsstörungen. Folgen: Kälte- und Taubheitsgefühl, Venenleiden, Krampfadern.

Gesamter Organismus. Wenn unsere Basis, also die Füße, beeinträchtigt ist, wirkt sich das auf den ganzen Körper aus. Die Veränderung der Körperstatik kann Knie-, Hüft- und Rückenbeschwerden auslösen.

Folge Hallux valgus. Wenn Kinder gelegentlich in zu kleinen Schuhen stecken, sind keine gravierenden Folgen zu befürchten, es kann allerdings zu Blasen oder Schwielen kommen. Sind Kinderschuhe kontinuierlich zu klein, kann das unterschiedliche Folgen haben: Durch Stauchung (zu kurze Schuhe) oder Pferchung (zu enge Schuhe) verändert sich die Zehenstellung. Es können schmerzhafte Gelenksentzündungen und Gelenksveränderungen (Hallux valgus) entstehen.

Problematisch ist der Schuhkauf. Kinder können aufgrund des noch nicht ausgereiften Nervensystems keine Angabe darüber machen, ob der Schuh auch wirklich passt. Eine weitere Schwierigkeit: Youngsters treffen ihre Auswahl oft nach modischen Kriterien.

So bleiben Kinderfüße gesund

Kinder sollten frühzeitig barfuß laufen. Lassen Sie Ihr Kind auf den Zehenspitzen gehen, über ein Seil oder eine Springschnur balancieren oder ermuntern Sie es zum Greifen mit den Zehen. Spezielle Zehengymnastik („Klavierspielen" mit den Zehen, alle Zehen spreizen, auf den Zehenspitzen über die Stiege gehen, Fußkreisen oder auf einem Bein hüpfen) macht Kindern Spaß und ist für die Entwicklung der Füße gesund.

Die Schwierigkeit, einem Hallux valgus vorzubeugen, liegt darin, dass im Kindesalter die Abweichung der Großzehe aus ihrer achsengerechten Lage nur auffällt, wenn man genau danach sucht. Im Zuge der oben angeführten Untersuchung waren nur 22,9 Prozent der Kinderfüße bzw. -zehen gerade.

Statistisch gesehen ist demnach das Tragen von 6,6 Millimeter zu kurzen Schuhen (also etwa eine Schuhnummer) riskant, weil der Großzehenwinkel mehr als 10 Grad beträgt. Je kleiner der (Haus-)Schuh, umso größer ist die Schiefstellung der Großzehe. Mit dieser Untersuchung wurde übrigens erstmals ein direkter Nachweis des Einflusses zu kurzer Haus- bzw. Straßenschuhe auf die Ausbildung einer Großzehenschiefstellung bei Kindern im Alter zwischen 3 und 6,5 Jahren erbracht.

Wie erkennt man einen passenden Schuh?

Passende Schuhe sind mindestens zehn Millimeter länger als der Fuß. Die Empfehlung liegt bei einem Mindestwert von zwölf Millimetern. Neue Schuhe dürfen auch etwas länger sein (Maximalwert: 17 mm). Etwa 69 Prozent der Kinder stecken in Straßenschuhen, die mindestens eine Größe zu klein sind. Bei den Hausschuhen sind es sogar 88 Prozent.

Methoden der Passformüberprüfung

Länge. Mit der **Daumenprobe** stellt man fest, ob zwischen längster Zehe (muss nicht immer die große Zehe sein!) und Schuhspitze noch eine Daumenbreite Platz ist. Sobald Kinder einen Druck auf den Zehen spüren, ziehen sie diese ein. Deshalb: bei der Daumenprobe eine Hand auf den Vorfuß legen und mit dem Daumen der anderen Hand messen.

Schablone zeichnen. Bei dieser Methode stellt man das Kind barfuß (Achtung: keine zu kleinen Socken!) auf einen Karton und zeichnet den Umriss beider Füße nach (üblicherweise ist einer länger). Bei der längsten Zehe fügt man zwölf Millimeter hinzu. Dann wird die Schablone ausgeschnitten und in den Schuh gesteckt. Passt die Schablone in den Schuh, passt auch der Schuh in der Länge.

Weite. An der breitesten Stelle des Schuhs muss sich das Obermaterial vom Fuß abheben lassen, dann hat der Fuß genügend Bewegungsspielraum.

Höhe. Wenn Ihr Daumen bequem in den Zehenraum des Kinderschuhs passt, fühlt sich auch der kleine Fuß darin wohl.

Mit dem richtigen Schuhwerk für Ihr Kind legen Sie den Grundstein für seine Fußgesundheit. Schließlich soll es in einigen Jahren mit beiden Beinen fest im Leben stehen.

Schuhgrößen überprüfen!

Auf dem Markt gibt es Kinderschuhe nach dem WMS-System, das unter anderem genormte Innenlängen verspricht: 104 Kinder trugen WMS-Schuhe, doch auch die Überprüfung dieser Schuhe war eine Überraschung: Nur drei Paar hatten tatsächlich die Innenlänge, die der Größenangabe entsprach.

Der diabetische Fuß

Der diabetische Fuß bedarf besonderer Aufmerksamkeit.

Die Füße von Diabetikern sind häufig schlecht durchblutet, da die Krankheit sukzessive die Gefäße des Körpers schädigt. Da der überschüssige Blutzucker wie Gift auf die Nerven wirkt, vor allem auf die in den Füßen, können die Füße mit der Zeit gefühllos werden. Die Betroffenen bemerken den Schmerz oder Druckstellen oft erst zu spät, es kommt zu einem „diabetischen Fuß". Darunter versteht man die Veränderungen am Fuß, die auf Schäden der Nerven oder Blutgefäße zurückzuführen sind. Etwa vier Prozent der westeuropäischen Bevölkerung leiden an Langzeit-Diabetes. Jeder zehnte davon muss im Verlauf der Krankheit damit rechnen, dass schwere Geschwüre (Ulzera) entstehen.

Der diabetische Fuß kann verschiedenste Ursachen haben, die nicht immer gleichzeitig in Erscheinung treten. Grundsätzlich unterscheidet man drei Hauptfaktoren:

- Schäden des Nervensystems (Neuropathie),
- Durchblutungsstörungen (Angiopathie),
- Schäden der Knochen und des Bindegewebes (Osteoarthropathie).

Ein Großteil der Diabetiker leidet an Schäden des Nervensystems und an einer Reizunempfindlichkeit.

65 bis 70 Prozent der Diabetiker sind von einer Neuropathie betroffen, 25 bis 30 Prozent der diabetischen Fußveränderungen sind Folgen einer Angiopathie, 4 bis 10 Prozent der Patienten leiden unter einer diabetischen Osteoarthropathie. Diabetiker brauchen daher bequemes Schuhwerk. Wird die Bewegungsfreiheit eingeschränkt, geht das meist mit Schmerzen einher. Diabetische Neuropathie und Angiopathie führen häufig zu einer Störung im Abrollvorgang des Fußes (Ferse – kleiner Ballen – großer Ballen), was zu Druckstellen, harter Haut und zu einem Druckgeschwür (Ulkus) führen kann.

Bei Langzeitdiabetikern werden die Nerven oft reizunempfindlich (neuropathischer Schaden), erhöhter Schuhdruck kann daher zu offenen Wunden am Fuß führen. Im Fachhandel gibt es Einlagen oder Spezialschuhe, die eine gezielte Druckentlastung ermöglichen – Schuhe können auch ohne Vorderkappen und seitliche Nägel angefertigt werden, ihre Sohle ist sehr stabil. Dadurch wird der Fuß beim Abrollen ruhig gestellt. Außerdem ist bei diesen Spezialschuhen das Obermaterial besonders weich.

Vorbeugende Maßnahmen. Ein diabetischer Fuß bedarf besonderer Pflege und Aufmerksamkeit. Untersuchen Sie daher Ihre Füße täglich auf Druckstellen und Verletzungen, und gehen Sie regelmäßig zu einer speziellen Fußpflege. Auf Barfußlaufen sollten Sie verzichten. Sollten Sie sich wirklich einmal verletzen, suchen Sie sofort den Arzt auf!

Orthopädische Versorgung

Bequeme Schuhe und spezielle Einlagen sind notwendig.

Vorbeugen ist besser als heilen. Diese Regel gilt für Diabetiker besonders. Achten Sie daher als Diabetiker auf bequeme Schuhe. Eine weitere Vorsorgemaßnahme ist es, spezielle Diabetiker-Einlagen zu tragen, am besten in Kombination mit Diabetiker-Socken. Je nachdem, ob Sie vorsorgen wollen oder sich am Fuß bereits ein Geschwür gebildet hat, gibt es zahlreiche Möglichkeiten der individuellen Versorgung:

Die Versorgung kann mit verschiedenen Behelfen erfolgen:
- Diabetikerschuhe,
- Diabetikereinlagen,
- Schuhzurichtungen,
- orthopädische Maßschuhe,
- Innenschuhe,
- Verband- und Entlastungsschuhe,
- Orthesen, Interimsschuhe.

Vor der Anpassung von Einlagen oder Schuhen muss der Fachmann den Fußdruck messen. Es gibt mehrere Möglichkeiten: Beim Gipsabdruck lassen sich zwar Druckstellen lokalisieren, diese Methode liefert jedoch keine Informationen über die Abrollmechanismen des Fußes. Bei der Computer-Pedographie wird der Druck des Patienten gemessen, indem er über eine

Trittplatte geht – der Computer bestimmt Druck und Abrollmodus und liefert ein detailgetreues Bild davon, wie Sie gehen. Aufschluss über das Gehen im Schuh geben auch spezielle Einlagen mit Sensoren, die der Fachhandel bietet.

Schuheinlagen müssen weich sein und aus mehreren Schichten bestehen.

Einlagen. Schuheinlagen für Diabetiker müssen weich sein, am besten aus einem speziellen Material. Sie sollten aus mehreren Schichten bestehen. Gel- oder Wassereinlagen vermindern zwar den Druck, heften sich jedoch langfristig wieder an kritische Druckstellen und sind somit keine wirkliche Entlastung. Genau platzierte Weich- oder Hohllegungen können überlastete Regionen von Druck befreien und somit das Risiko einer Wundbildung minimieren.

Orthopädische Schuhe. Wenn Sie einen orthopädischen Schuh tragen müssen, gibt es verschiedene Möglichkeiten, um diesen Behelf individuell auf Ihre Bedürfnisse einzurichten.

Eine Möglichkeit ist die **Zurichtung eines Konfektionsschuhs,** das heißt, ein Schuh wird durch Änderung im Schaft- und Sohlenbereich „umgebaut". Dabei muss jeder Schuh individuell zugerichtet werden, und je nachdem, wo Sie „der Schuh drückt", werden verschiedene orthopädische Hilfen montiert. So etwa eine Abrollhilfe (sie bietet Entlastung und eine Hilfe bei der Schrittabwicklung) oder eine Sohlenversteifung (sie vermindert die Belastung im Vor- und Mittelfußbereich). Diese Sohlenversteifung kann mit einer Abrollhilfe kombiniert oder aber durch Umbauten im Absatzbereich (Pufferabsatz/Absatzrolle) so ausgerichtet werden, dass Belastungen gedämpft werden.

Der orthopädische Maßschuh wird vor allem bei Polyneuropathien und Durchblutungsstörungen verwendet. Er ist eine Möglichkeit, um auch stark deformierte Füße zu versorgen.

Der konfektionierte Diabetikerschuh sollte folgende Voraussetzungen erfüllen:

- Der Oberteil soll besonders im Vorfußbereich ohne Ziernähte sein.

- Es sollte keine Vorderkappe in den Schuh eingebaut sein.
- Die Zunge muss gut gepolstert sein, um Druckstellen zu vermeiden.
- Die Ferse sollte durch eine stabile Hinterkappe gestützt werden, bei Sandalen: geschlossene Ferse mit mindesten einem Fersenriemen.
- Der Innenraum muss genügend Platz für Maß- und Modelleinlagen bieten.
- Die Schuhsohle muss stabil und dämpfend sein, um Belastungen zu reduzieren.

Verzichten sollten Sie:

- auf Noppensandalen mit starkem Fußbett,
- auf Holzpantoffel.
- Vorsicht bei Arbeitsschuhen mit Stahlkappen.

Fußpflege

Kontrollieren Sie Ihre Füße täglich. Bei der Fußpflege sollten Diabetiker besonders vorsichtig sein. Verwenden Sie zum Kürzen der Nägel eine Feile statt einer Schere, runden Sie die Ecken der Nägel sorgfältig ab, sodass sie die Nachbarzehe nicht verletzen und nicht drücken. Hornhaut sollten Sie von einer speziellen Diabetiker-Fußpflege entfernen lassen, gelegentlich könnten Sie auch mit einem Bimsstein arbeiten, keinesfalls jedoch mit einer Hornhautraspel. Der Fußpflege-Spezialist pflegt Ihre Füße nicht nur fachgerecht, sondern erkennt auch krankhafte Veränderungen.

Diabetiker sollten ihre Füße täglich kontrollieren und einen speziellen Diabetiker-Fußpfleger aufsuchen.

Zum Waschen sollten Sie milde, rückfettende Seifen verwenden und die Wassertemperatur zuvor mit einem Thermometer testen. Diabetiker, die die Hitze nicht so intensiv spüren, vermeiden damit eventuell böse Verbrennungen. Nach dem Waschen ist es günstig, die Füße mit einer fetthaltigen Creme einzureiben. Socken werden selbstverständlich täglich gewechselt, am besten entscheiden Sie sich für Socken aus Naturmaterialien. Auch wenn es Sie manchmal ein bisschen Überwindung kostet, es lohnt in jedem Fall, sich einen Plan mit adäquater

Fußgymnastik zurechtzulegen. Leichte Übungen begünstigen die Durchblutung.

Bewegung und Fußgymnastik

Moderate Bewegung wie Radfahren, Spazierengehen oder Wandern fördert nicht nur das Wohlbefinden, sondern ist auch für die Füße gesund. Verzichten Sie deshalb auf Rolltreppen oder Lifte, steigen Sie auch mal Treppen zu Fuß hoch.

Einfache Fußgymnastik hält Ihre Füße fit. Sie können die Übungen bequem zu Hause durchführen. Achten Sie aber auf Regelmäßigkeit.

Fußgymnastik. Das nachfolgende Programm können Sie ohne großen Aufwand absolvieren. Setzen Sie sich bequem hin und konzentrieren Sie sich ausschließlich auf Ihre Füße.

Übung 1: Zehen anziehen und strecken (10 Mal), das stärkt die Muskeln.

Übung 2: Stellen Sie einen Fuß auf die Ferse, und kreisen Sie mit dem Vorfuß (10 Mal).

Übung 3: Strecken Sie ein Bein nach vorne, ziehen Sie die Zehen an, und strecken Sie sie wieder (20 Mal).

Übung 4: Strecken Sie ein Bein, und schreiben Sie Zahlen oder Buchstaben in die Luft (20 Mal).

Übung 5: Nehmen Sie ein Blatt Papier oder eine Zeitung, und zerknüllen Sie sie mit den Füßen – anschließend streichen Sie das Papier auf dieselbe Weise wieder glatt (1 Mal).

5 Tipps für den diabetischen Fuß

- Waschen Sie Ihre Füße täglich mit lauwarmem Wasser – kontrollieren Sie die Temperatur dabei mit einem Thermometer (37 Grad), und verwenden Sie nur milde Seifen.
- Verzichten Sie auf aggressive Salben oder Pflaster gegen Hühneraugen und Hornhaut.
- Wenn Ihre Füße nachts kalt werden, besorgen Sie sich spezielle wärmende Bettschuhe.
- Untersuchen Sie Ihre Schuhe täglich, und achten Sie darauf, dass Innenfutter und Leder intakt sind, sodass keine Verletzungsgefahr besteht.
- Tragen Sie Diabetiker-Socken ohne einengendes Abschlussbündchen und mit hohem Baumwoll-Anteil.

Service

Adressen
Nützliche Links und Telefonnummern
Stichwortverzeichnis

Aktive Diabetiker Austria
Mittersteig 4/21
1050 Wien
Tel. (01) 587 68 94
www.aktive-diabetiker.at

Allgemeines Krankenhaus der Stadt Wien
Klinische Abteilung für Angiologie, Universitätsklinik für Innere Medizin II
Währinger Gürtel 18–20
1090 Wien
Tel. (01) 404 00-4670, 4671
Fax (01) 404 00-4665

Arbeitsgruppe Phlebologie der Österreichischen Gesellschaft für Dermatologie und Venerologie
Postfach 46
1095 Wien
Tel. (01) 408 00 59

Bständig competence center
Ranftlgasse 9
1170 Wien
Tel. (01) 485 57 18
Fax (01) 485 57 18-500
www.bstaendig.at

Bundesinnung der Schuhmacher und Orthopädieschuhmacher
Wiedner Hauptstraße 63
1045 Wien
Tel. (01) 59 09 00-3283
Fax (01) 59 09 00
E-Mail: big@bi.wko.at

Hößl GmbH
Fischauer Gasse 209a
2700 Wiener Neustadt
Tel. (02622) 284 84
Fax (02622) 284 84-3
E-Mail: info@orthopaedie-hoessl.at
www.orthopaedie-hoessl.at

Landeskrankenanstalt Wolfsberg
Zentrum für Lymphologie
Paul-Hackhofer-Straße 9
9400 Wolfsberg
Tel. (04352) 533
Fax (04352) 533-165
E-Mail: office@lkh-wo.at

Mediven
Phlebologie
Medicusstraße 1
D-95448 Bayreuth
www.medi.de

Österreichische Apothekerkammer
Spitalgasse 31
1091 Wien
Tel. (01) 404 14-500
www.apotheker.or.at

Österreichische Diabetiker Vereinigung
Moosstraße 18
5020 Salzburg
Tel. (0662) 277 22
www.diabetes.or.at

Österreichische Gesellschaft für Angiologie
www.oegangiologie.at

Mitglieder bzw. Vorstand
Prim. Univ.Prof. Dr. Gerhard Stark
A.ö. LKH Deutschlandsberg
Leiter der Inneren Medizin
Radlpassbundesstraße 29
8530 Deutschlandsberg
Tel. (03462) 44 11-251
Fax (03462) 44 11-378
E-Mail: gerhard.stark@lkh-deutschlandsberg.at

a.o. Univ.Prof. Dr. Marianne Brodmann
Klin. Abteilung für Angiologie
Med.Univ.Klinik Graz
Auenbruggerplatz 15
8036 Graz
Tel. (0316) 385-2911
Fax (0316) 385-3788
E-Mail: marianne.brodmann@kfunigraz.ac.at

Prim. Univ.Prof. Dr. Mario Francesconi
Ärztl. Leiter des SKA RZ Alland
2534 Alland 146
Tel. (02258) 26 30-200
Fax (02258) 26 30-204
E-Mail: mario.francesconi@pva.sozvers.at

Univ.Doz. Dr. Reinhold Katzenschlager
Hanusch-KH, Angiologie
Heinrich-Collin-Straße 30
1140 Wien
Tel. (01) 910 21-2122
Fax (01) 910 21-86119
E-Mail: reinhold.katzenschlager@wgkk.sozvers.at

Univ.Prof. Dr. Bernd R. Binder
Institut für Gefäßbiologie und Thromboseforschung/Universität Wien
Schwarzspanierstraße 17
1090 Wien
Tel. (01) 42 77-62501 oder 62502
Fax (01) 42 77-9625
E-Mail: bernd.binder@univie.ac.at

Univ.Prof. Dr. Manfred Cejna
LKH Feldkirch, Zentrales Radiologie Institut
Carinagasse 42
6807 Feldkirch
Tel. (05522) 303-4949
Fax (01) 404 00-5830
E-Mail: manfred.cejna@univie.ac.at

Univ.Prof. Dr. Gustav Fraedrich
Univ.Klinik f. Chirurgie
Klin. Abteilung f. Gefäß-chirurgie
Anichstraße 35
6020 Innsbruck
Tel. (0512) 504-22587
Fax: (0512) 504-22559
E-Mail: gustav.fraedrich@uibk.ac.at

Univ.Prof. Dr. Martin Schillinger
AKH Wien, KIM II Angiologie
Währinger Gürtel 18–20
1090 Wien
Tel. (01) 404 00-4670
Fax (01) 404 00-4665,
E-Mail: martin.schillinger@akh-wien.ac.at

OA Dr. Karl Forstner
Dermatologische Abteilung/LKH
Müllner Hauptstraße 48
5020 Salzburg
Tel. (0662) 44 82-3011
Fax (0662) 44 82-3008
E-Mail: k.forstner@lks.at

Univ.Prof. Dr. Heinrich Partsch
Wilhelminenkrankenhaus
Dermatologische Abteilung
Montleartstraße 37
1160 Wien
Tel. (01) 491 50-2701
Fax (01) 491 50-2709
E-Mail: hugo.partsch@der.wil.mag.wien.gv.at

Dr. Bernhard Partsch
FA für Angiologie
Martinstraße 1
1180 Wien
Tel.(01) 405 14 47
E-Mail: bernhard.partsch@utanet.at

Österreichische Gesellschaft für Dermatologie und Venerologie

c/o Wiener Medizinische Akademie für ärztliche Fortbildung und Forschung
Alserstraße 4
1090 Wien
Tel. (01) 405 13 83-20 oder 21,
Fax (01) 405 13 83-23,
E-Mail: kknob@medacad.org
www.oegdv.at

Österreichische Gesellschaft für Orthopädie und orthopädische Chirurgie

c/o Wiener Medizinische Akademie für ärztliche Fortbildung und Forschung
Alserstraße 4
1090 Wien
Tel. (01) 405 13 83

Österreichische Lymphliga
Mag. Ursula Partsch-Brokke
Postfach 41
2560 Berndorf
Tel. (02672) 844 73
Fax (02672) 889 96
www.lymphoedem.at

www.ofaaustria.at
www.lohmann-rauscher.at
www.sigvaris.de
www.beiersdorf.de
www.kompressionsstrumpf.5p-web.de/index.htm

Eine Broschüre zum Thema Nagelpilz erhalten Sie unter der Hotline (01) 214 23 23

VKI für Sie

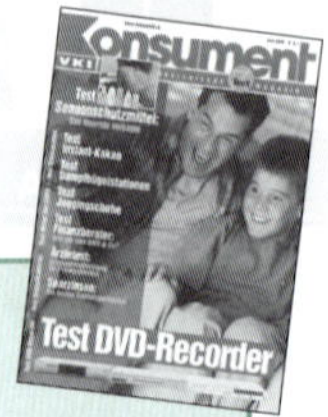

Testmagazin

Ihr Ratgeber für den täglichen Einkauf.
Jeden Monat mit Tests, Reports und Analysen. Ohne Inserate, deshalb unabhängig von Firmen. Nur dem Leser verpflichtet.

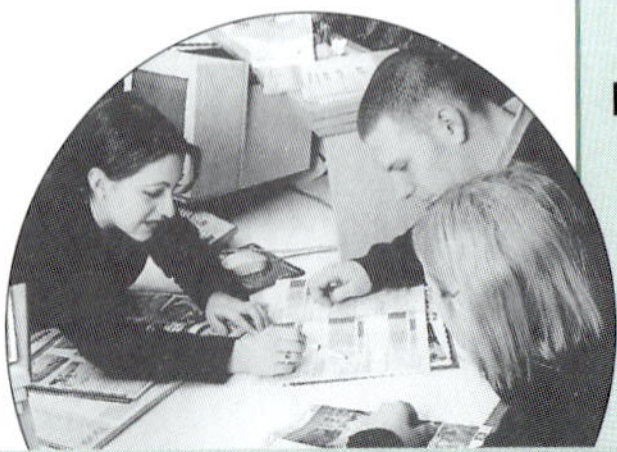

Test-Urteile

Test ist nicht Test.
Nur Konsumenten-Organisationen wie der VKI prüfen nach international anerkannten Standards. Deshalb ist auf unsere Test-Ergebnisse Verlass. Die VKI-Labors sind als technische Prüfstelle staatlich anerkannt. Strenge Qualitäts-Richtlinien zeichnen unsere Arbeit aus.

Akkreditierte Prüfstelle
GZ. 92714/314– IX/2/99

Beratung & Konsumentenschutz

Wir beraten Sie vor und nach dem Kauf. Und helfen Ihnen zu Ihrem Recht zu kommen. In **Musterprozessen** zeigen wir Missstände auf. Besserer Konsumentenschutz ist das Ziel.

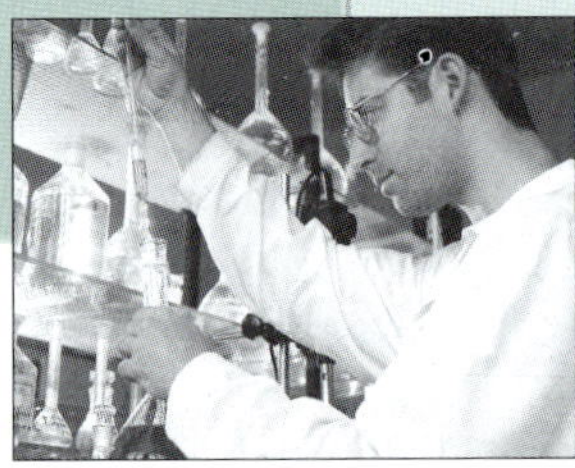

Wir sind für Sie da

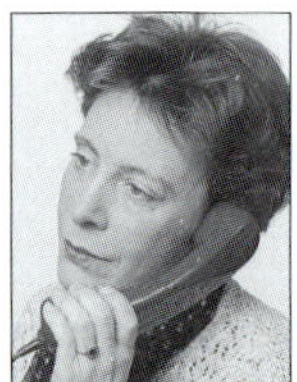

Beratung

Telefonische Hotline Mo bis Fr **9 bis 15 Uhr**

Erster Rat:
0900 910 024
€ 0,57 bis 0,68 je Minute

Bauen/Wohnen/Finanzieren:
0900 940 024
€ 0,91 bis 1,09 je Minute

Persönliche Beratung in Wien:
Terminvereinbarung (01) 588 770
Kostenbeitrag € 10,–

Info-Service

Allgemeine Auskünfte:
(01) 588 770

Abonnenten-Service und Buchbestellungen:
(01) 588 774

Besuchen Sie uns im Internet: www.konsument.at